WHAT IS AN ALTERNATIVE TO
THE WORD "DELICIOUS"?

豊かな人生を引き寄せる

あ、これ美味しい！の言い換え力

福島宙輝 著

三才ブックス

はじめに

あなたは、自分の「味覚」にどのくらい自信を持っていますか？

もちろん、自分にとって美味しいものと、そうでないものを区別するのは、難しいことではありません。しかし、それは個人の「味の好み」に負うところが大きく、必ずしもあなたが味を正確に捉えているとは言い切れません。もっと言えば、あなたが他人から「それってどんな味？」と聞かれたときに「けっこう美味しいかも」や「わりと好きな味かな」といった、単純な回答しかできていないとしたら、場合によっては「味オンチな人」と思われる可能性もあります。

人気テレビ番組『ダウンタウンのガキの使いやあらへんで！』の中に、「きき○○シリーズ」という企画があります。〝きき〟とは「きき酒」と同義の〝きき〟のことで、番組内の企画も食べ物や飲み物の味を言い当てる内容。

出演者は目隠しをした状態で、あらかじめたくさん用意されている（プリンの回ならプリンを、レモンティーの回ならレモンティーの）似通った銘柄の中から一品を口に含み、その味を記憶します。次に目隠しを外して、目の前に並ぶたくさんの類似商品を味見しながら、最初に味わったものを見つけるゲームです。挑戦するタレントは、最初に口にした商品の味を思い出しながら、必死に同じものを見つけようとしますが、ことごとく失敗。最終的に罰ゲームの餌食になります。

たくさんの選択肢に翻弄され、混乱する人。自信たっぷりの表情で間違える人。その姿は爆笑を誘いますが、同時にわかるのは、味を記憶したり、比較したりすることが、いかに難しいかということです。

そもそも味覚とは、視覚や聴覚とは異なり、その能力を測るのが難しい感覚。「鋭い味覚を持つ人」は確実に存在しますが、その人たちが優れているのは、具体的にどういった部分なのか。それさえもよくわからないというのが、正直なところでしょう。

美味しいものや珍しいものを食べ尽くしている人であっても、なかなか自由に使いこなせない「味覚」ですが、もし、それを高いレベルで研ぎ澄ますことができれば、あなたの人生は大きく変わります。

味を的確に捉え、繊細に表現できるということは、すなわち味を客観的に判別できるということ。もし、いまの時点であなたが、「好きな食べ物」の名前しか言えなかったとしても、次の食事からちょっと意識を変えるだけで、自分の「好み」がどんな味なのかを正確に把握し、他者にも伝えられるようになります。

美味しいものを食べたとき、ただ「美味しい！」としか言えなかったら、それは「ありふれた味覚の持ち主」でしかありません。なぜ美味しいのか、どう美味しいのか、具体的にどんな味がするのか。感じた味を的確に「美味しい」以外の言葉で、詳しく隅々まで表現できてこそ「研ぎ澄まされた味覚の持ち主」と言えます。そしてその能力は、「味の違いがわかる人」や「本当の〝美味しい〟を知っている人」のトレードマークでもあるのです。

「研ぎ澄まされた味覚の持ち主」になると、周囲の視線も変わってきます。正月特番の『芸能人格付けチェック』をご存じでしょうか。盆栽からバイオリンの音色まで、あらゆるジャンルの「本物（高級品）」と「偽物（安物）」をクイズ形式で見破っていくという主旨の番組の中で、連戦連勝を重ねる人がいます。

ミュージシャンのＧＡＣＫＴさんです。彼は、ほかの出演者が高級、安物の判別に四苦八苦する中、ピタリと「本物」を見分けます。中でも注目すべきは、食に対する慧眼です。超高級ワインと安価なテーブルワイン。超高級な肉と、安物の肉。それらを口にしたＧＡＣＫＴさんは、それぞれの違いを的確に言い当て、正解を勝ち取ります。

結果、ＧＡＣＫＴさんは、番組内で「一流芸能人」として賞賛の声を集めます。そう、「味の良し悪しがわかる」ということは、「違いがわかる」ということ。「よいもの」と「そうではないもの」を見分けるスキルは、一流の人間の証なのです。

「生まれつき味覚が鋭い人がいるなら、自分は違うな」と、あきらめないでください。世間を見渡せば、たしかにあなたよりも味に敏感な人はいるかもしれません。しかし、その人たちが味を正確に理解し、表現し、それを活用しているかどうかはまた別の話です。極論を言えば、「美味しい、まずい」の判断ができる人なら、意識の持ち方次第で味覚の潜在的な能力を開花させ、自由に使いこなせるようになります。

音感（聴覚）は、幼いころから鍛え始めたほうが圧倒的に有利とされています。生まれたときから、あるいは母親の胎内にいるときから音楽を聴かせて……なんていう、熱心な音楽教育をされる方もいらっしゃるでしょう。スポーツのスキルもそうです。野球を三歳から始めるのと、高校生や大人になってから始めるのでは、習得できる技術が雲泥の差となることもあります。

しかし、味覚や嗅覚はどうでしょうか。世界最高峰のソムリエは、三歳のころからワインを飲んでいたのでしょうか。そんなことはありません。少なくとも日本人のソムリエであれば、二十歳になってから初めてワインを口にしたはずです。それでも、世界中のワインを嗅ぎ分けるような一流のスキルを獲得しています。そして、その味を言葉にして伝える確かな表現力も。

もちろん、幼少期からの食習慣や味付けなどの「食育」は重要です。しかし、味覚や嗅覚は、そのほかの感覚やスポーツスキルよりも、大人になってからの「成長」や「スキルアップ」が期待できる、伸びしろの大きい五感と言えます。

ですから、あなたが何かひとつ「一流」と呼ばれるものを身につけたいと思ったのなら、私は、迷わず「鋭い味覚」の獲得をおすすめします。「鋭い味覚」を持つ人が希少なのは、その鍛え方を知っている人が少ないから。それならば、試しにその方法を学んでみてください。

幸いなことに、私たちは一日に三回、コーヒーブレイクやおやつの時間を入れれば一日に五回も、味覚を鍛えるチャンスに恵まれています。音楽やスポーツのように、スクールやジムに通う必要はなく、日常の食事をスキルアップのチャンスに変えられます。いままで味覚に興味がなかった人も、美味しければそれでいいと思っていた人も、あるいはワインの本を手にして、覚えることの多さに挫折した人も。すべての人にチャンスはあります。

本書は、認知科学や認知言語学の最新の研究をもとに、これまであなたが知り得なかった「味覚の鍛え方」や「味を言語化する方法」をていねいにまとめた一冊です。本書を通じて、自分の舌の体感と自分の言葉にとことん向き合い、「美味しい」という感覚を「おいしい！」以外の多彩な表現で言い換えられる、一流の大人を目指してください。

福島　宙輝

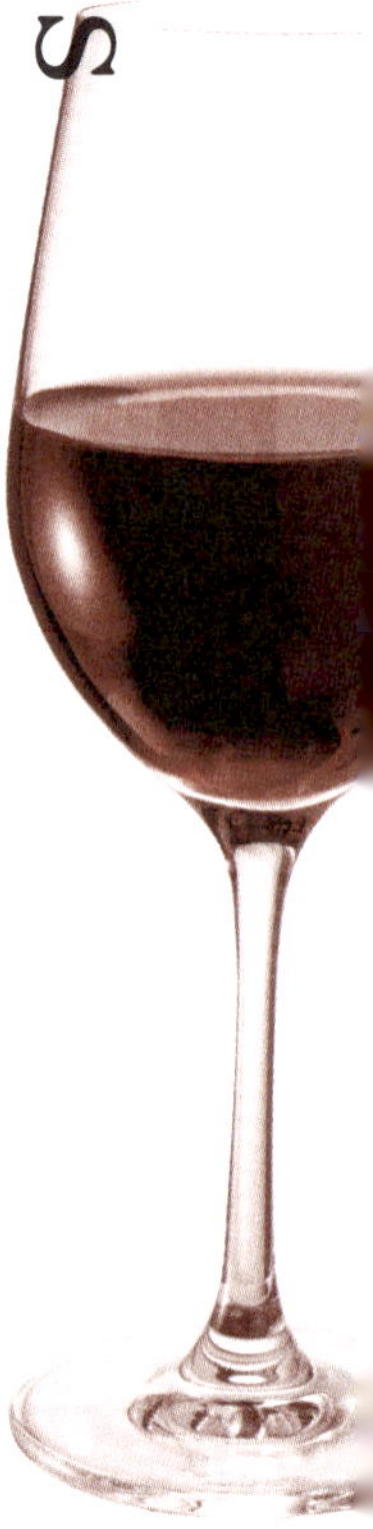

Contents

WHAT IS AN ALTERNATIVE TO THE WORD "DELICIOUS"?

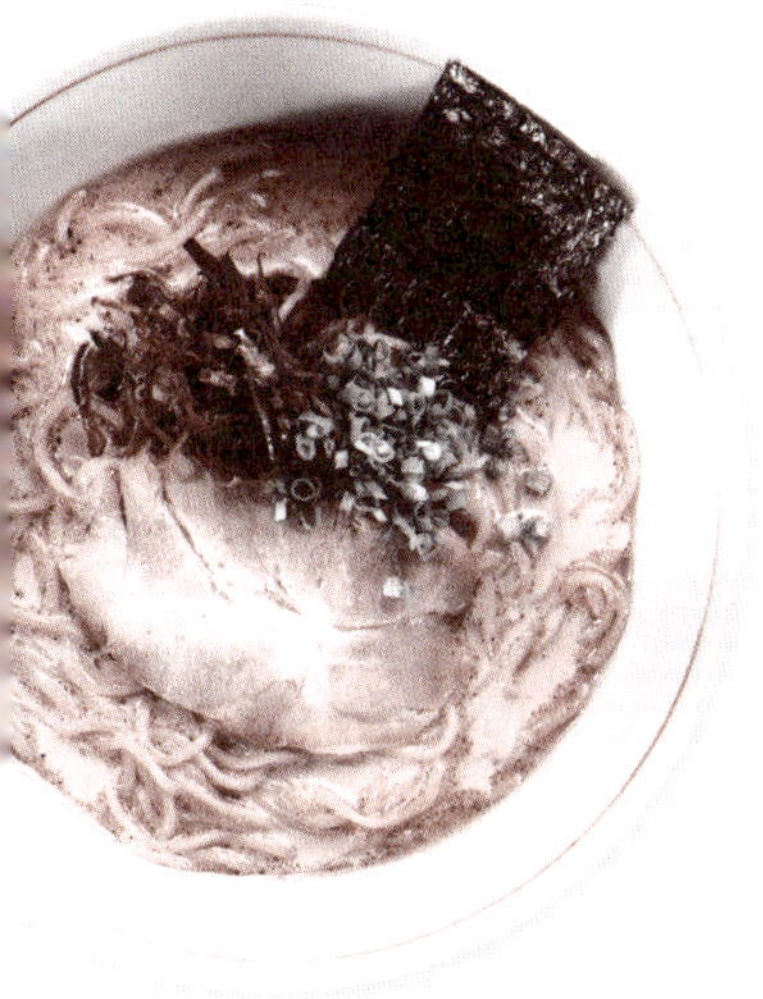

第3章 「空間と時間」の意識を持てば、料理の味は別物に変わる

Contents

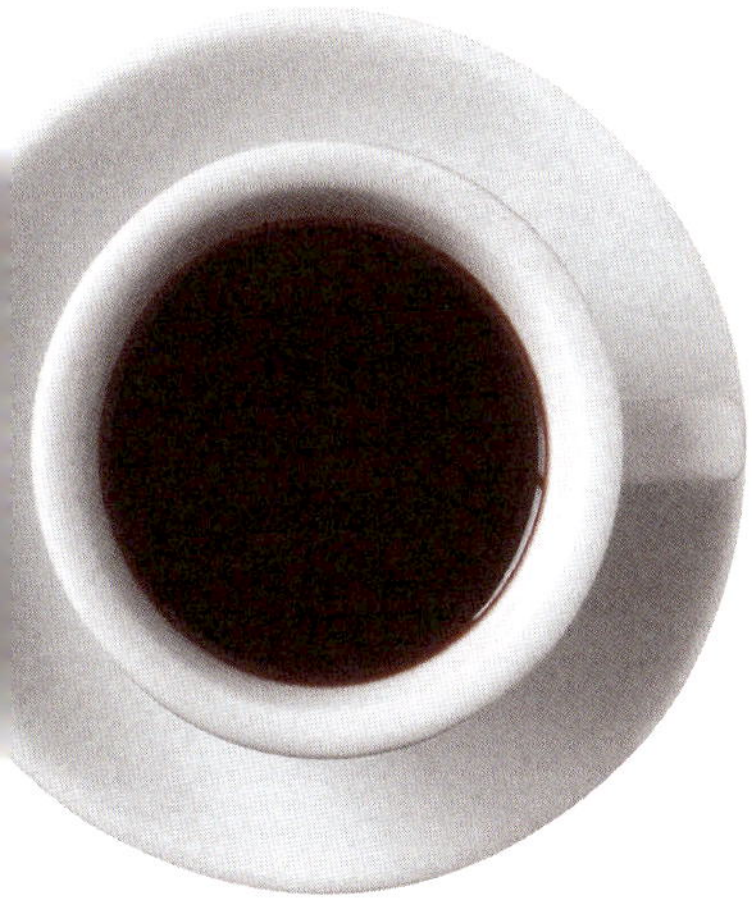

Contents

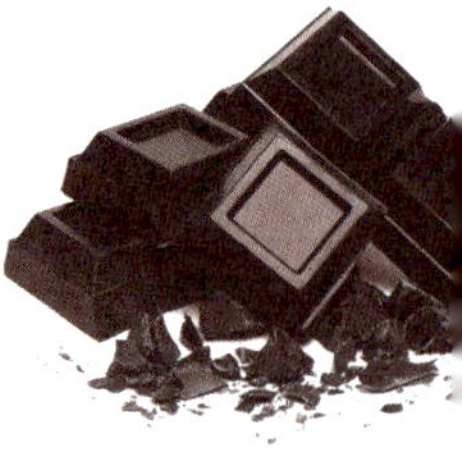

第1章

「美味しい」を「おいしい」以外の言葉で伝えられるか？

「美味しい」を知るということ

GACKTさんのような「味のわかる大人」になるために必要なのは、当たり前のように思われるかもしれませんが、「味」や「風味」に敏感になることです。

たとえば、カウンターの寿司屋で「冷酒」とだけ書かれた日本酒を、勇気を出して注文したとしましょう。オーダーした日本酒がグラスに注がれた状態で運ばれてきた場合、あなたはその銘柄を知ることはできません。しかし、日本酒の味や風味に敏感になれば、注文したお酒のタイプ、たとえば「濃醇でコクのあるタイプ」なのか、「すっきりとキレのあるタイプ」なのか、「華やかで香りが豊かなタイプ」なのかといった、**その銘柄が持つ特徴を判断できるようになります。**

そして、味や風味に敏感になることのメリットは、単純にお酒や料理を美味しく味わえるようになるだけではありません。前述の例に照らし合わせるならば、**「提供された日本酒の味をきちんと捉える」**ことは、その銘柄をお店に置いた板前さんの気持ちや狙いを汲み取ることにもつながります。

一般的に、お寿司屋さんで提供される日本酒は、香りや風味が控えめで、淡麗なタイプが多い傾向にあります。これは「繊細な料理の味を日本酒が邪魔しないように」という、お寿司屋さんの願いが込められているためでしょう。

ところが、もし初めて行ったお寿司屋さんが、華やかなタイプの日本酒から紹興酒のような香りがする熟成タイプの日本酒までを、幅広く取り揃えるお店だったとしたら。その板前さんは、日本酒が好きな方だと推測できます。あるいは、自分が握るお寿司にいろんなタイプの日本酒を取り合わせ、お客さんにその味わいを楽しんでほしいと思っているのかもしれません。

このように、味や風味に敏感になると、**一杯の冷酒からお寿司屋さんの思想や哲学までを想像できるようになるのです。**

GACKTが駆使する三つのスキル

カウンターのお寿司屋さんを例に出しておきながら、いきなり卑近な話になってしまい恐縮ですが、味や風味に敏感になって、わかりやすくメリットを感じられる日常のシーンとしては、「試飲」が挙げられるでしょう。

たとえば、あなたがショッピングモールのコーヒーショップで「キリマンジャロ」を試飲した場合。このとき、単に「これ、美味しいよね」という言葉のみで評価していては、**味を敏感に感じ取っているとは言えません。**

紙コップからひと口飲んだときの印象で、好きか嫌いかを直観的に判断できる能力はもちろん必要です。しかし、この本の目指すところは、その一歩先にあります。

「コーヒーの味は、基本的に酸味と苦味のバランスで構成されていること」を知っていて、そのうえで「いま試飲したコーヒーは、酸味を特徴としているのか、それとも苦味のパンチが売りなのかを自分の舌で判断し、さらにその〝**美味しさ**〟を〝**美味しい**〟以**上の言葉で他者にも伝わるように表現すること**」が、本書で言うところの「味のわかる大人」とイコールで結びつくのです。

もしあなたが、以降で紹介するさまざまなテクニックを駆使し、「味のわかる大人」に近づいていくと、**あなた自身の内側に、「味の物差し」とも言うべき明確な基準が出来上がります。**これを手に入れると、いままで単純に「好き」または「嫌い」としか判断できなかった、味に対する曖昧な感覚が、「酸味が好きで苦いのは嫌だ」や「苦いだけなのは嫌だけど、焙煎香が豊かで深みのある苦味はOK」というような、**より仔細な判断や言い回しができるようになります。**好きか嫌いの感覚だけで一杯のコーヒーを片付けるのではなく、明確な根拠に基づき、かつ他人にもわかりやすくその豆を評価できるようになるのです。

そして「味のわかる大人」の代名詞的存在・GACKTさんが、正月特番『芸能人格付けチェック』のなかで、高級な食材と安価な食材を次々と見抜いていくカラクリも、この「味の物差し」を応用したスキルにあると言えます。具体的には、主に次の三つのスキルだと考えられます。

❶味を記憶するスキル
❷味を比較するスキル
❸味を分析するスキル

前述した通り、この三つのスキルは、GACKTさん自身が持っている**「味の物差し」を応用したもの。**それぞれのスキルについても簡単に掘り下げておきましょう。

GACKTが持つ「味を記憶する」スキル

あなたは、最近食べたラーメンの味をどのくらいはっきり覚えているでしょうか？

普段から味をかなり意識しながら生活しない限りは、つい先日食べたラーメンでさえ、どんな味だったのかを、詳細に説明するのは難しいものです。

あなた自身も、友人とこんな会話をしたことはありませんか？

「先週、駅前に新しくオープンしたラーメン屋に行ってきたよ。うまかったなぁ」

「へえ、何ラーメン？」

「醤油だよ」

「どんな味なの？」

「んー、なんだろう。あっさりしてた」

もし私が、隣でこの会話を聞いていたら、ツッコミたくて、うずうずしてしまいます。「結局どんな味だったの？」「魚介なの？」「あっさりしてたのに美味しかったの？」「メンマは？　メンマはのっていたの？」。聞きたいことが山積みです。

とはいえ、この会話の例のように「あっさりしてた」と、ひと言出てくるのは、まだいいほうかもしれません。「スープのダシは何から？」なんて、問い詰められることはないにしても、「どんな味？」と聞かれたら誰もが一瞬戸惑います。もし、頭の中に「美味しかった」という記憶が残っていたとしても、**その味を具体的に思い出すのは意外と難しいものなのです。**

味というものは、感じたそばから消えていきます。そして、同じ味は、二度と舌の上に現れることはありません。味をより深くわかるためには、この霞のような感覚を、**できるだけ鮮度を保ったまま記憶しておくことが必要となります。**

ラーメンの味に関して言えば、この本で扱う食品の中でも、記憶する点、他人に伝えるという点において、非常にハイレベルな料理といえます。

これが、ラーメン批評誌などであれば、

超濃厚烏賊煮干中華そばは、その名の通り、イカと煮干しを主としたどろりとした濃厚スープ。ラーメンに顔を近づけると、ぶわっと立ち上るイカの香り。するめの袋に顔を突っ込んだのかと錯覚するほどである。

ところが飲んでみるとイカの向こうに煮干しのコクがじんわり。濃厚なのに脂っこさはなく、むしろ清々しい。


といった、唾液を搾り取られるような表現が出てくるわけですが、これはまた別次元の話。

たとえば、さきほどの醤油ラーメンの会話に当てはめるならば、「普通の醤油でスープはあっさりしていたんだけど、煮卵とメンマの味がしっかりしていて最後まで美味しかったよ。魚介系の香りがしていたな」くらいの返事ができれば、「あ、この人は、行ったお店の味を記憶しているな」という印象になるのではないでしょうか。私なら、その人にぜひ、ほかのお店のラーメンの味も教えてほしいな、と思います。

しかし、ことはそう簡単ではありません。繰り返しになりますが、感覚としてもすぐに消え、記憶としても留まりづらい、味の印象をきちんと覚えておくことは非常に困難。

しかし、GACKTさんが持っているような、磨き抜かれた**「味の物差し」があれば、自分が食べたものを意識的に記憶することができるのです。**

GACKTが持つ「味を比較する」スキル

「味の比較」というと、少し堅苦しいイメージですが、日本酒が好きな方であれば「日本酒の飲み比べセット」というものに、一度は興味を持ったことがあるはず。大きめのおちょこくらいのグラスが複数出てきて、タイプの異なる銘柄が楽しめる、日本酒へのこだわりが強い居酒屋で目にするメニューです。

飲み比べセットに限った話ではなく、コーヒーでも、あるいはお米でも、ひとつの銘柄だけを味わうのと、いくつかの銘柄を並べて比べるのでは、味の印象がずいぶん違います。

ひとつの銘柄だけを出されて「このお酒って甘いと思う?」と尋ねられても、即座に「甘いね!」と答えられる人は少ないはずです。

「言われてみれば、たしかに甘いような……」というのが、大半の人の感想になるでしょう。

ところが不思議なことに、**ふたつの銘柄の日本酒を差し出されて「どっちが甘いと思う?」と聞かれた場合は、案外すんなり選べてしまうものです。**

これは、色を見分けるときにも、同じようなことが言えます。たとえば濃紺のスーツは、その一着だけを見ると黒のスーツのようにも見えるし、紺と言われれば紺のようにも見えます。しかし、隣に真っ黒な礼服を着た人が並んで立つと一目瞭然。二着を比べることによって、濃紺のスーツであることがはっきりとわかります。味をはじめとしたあらゆる感覚は、**複数のもので比較することによって、微妙な違いがより鮮明になる**という側面があるのです。

本書の「はじめに」で触れた、テレビ番組『ダウンタウンのガキの使いやあらへんで!』

の人気企画「きき◯◯シリーズ」も、まさにこの特徴を利用していると言えます。目隠しをして最初に食べたポテトチップスやコーンスープなどの味を覚えておいて、その後、たくさんの類似商品を口に含みながら比較していく。つまり「比べる」ことがヒントになっているわけです。

ところが「きき◯◯シリーズ」は、出演者の正解率が低いことで知られています。まれに出演者が正解を言い当てることもありますが、大抵の場合は、**味を比較していくうちに混乱が生じ、結局、最初に口にした味がわからなくなってしまう**のです。

比較することで「違う」ことはなんとなく判断できても、最初の味を正確に覚えておき、そのあとに味わうものと比較することは、非常に難しいのです。

しかしよく考えてみると、味をきちんと感じ分けているワインのソムリエや、正月のテレビ特番『芸能人格付けチェック』のGACKTさんは、出されたワインがどの程度のレベルのものなのかを、**直前の何かと比較しているわけではありません。**『芸能人格付けチェック』は、目隠しをした状態でふたつのワインを飲んだり、肉を食べたりして、どちらが高級かを言い当てる内容ですが、GACKTさんを見ていると、ひとつめを口にした瞬間に納得の表情を浮かべる……ということもたびたびあります。これは、濃紺のスーツをひと目見ただけで「これは黒じゃない。濃紺だ」と言い切るのと同じこと。

もし「きき◯◯シリーズ」が、最初に口にしたものを、その直後ではなく、一週間後に比較して言い当てるゲームだったとしたらどうでしょう？　番組に出演しているお笑い芸人・ココリコの田中さんのように「違う！　ぜんぜん違う！　もっと濃厚やった！」と自信満々に叫べるでしょうか？　言うまでもなく、正解率はいまよりももっと下がるはずです。

つまり、一流のソムリエやGACKTさんのように「本当に味をわかっている人」は、直前に味わったものとの違いを判断できるのはもちろん、自身の経験によって形成された「味の物差し」を呼び出して、**かつて口にしたものと比較・判断するという能力**も備えているのです。

GACKTが持つ「味を分析する」スキル

「味を分析する」というスキルは、前述のふたつと比べて、もう一段階、高次なものとなります。大まかには、**「味を感じたうえでその味の〝背景〟を把握する能力」**とも言い換えられます。「味を分析する」ためには、「味の物差し」を用いて記憶したり、比較したりするだけでなく、たとえば一本のワインについてより深く掘り下げて味を理解しなければなりません。

ごく基本的な例を挙げると、あるワインをテイスティングし、酸味よりも甘味や果実感が強く感じられたとき「これは温暖な気候の土地のワインだな」と判断するということ。あるいは喫茶店のコーヒーが妙に美味しいと思ったとき「豆が違うのかな、それともドリップかな、あるいはお湯の温度かな」というように、**その味が出てくる要因を突き止められるスキルのこと。**

このスキルは、残念ながら一朝一夕で身につくものではありません。「味の物差し」を活用し、なるべくたくさんの銘柄に触れて記憶・比較するのはもちろん、背景知識として、ワインや日本酒であれば醸造の方法、ラーメンであればダシのとり方、カレーであればひとつひとつのスパイスの役割と特性のようなものを知っておくことも重要となります。

一杯のお酒、ひと口の料理は、さまざまなバックグラウンドを背負って私たちの舌に滑り込んできます。単純にその味がわかるだけでなく、なぜその味が出るのか？　それは原料に由来するものなのか、製法や調理法に由来する味なのか、隠し味が引き立てているのか、飲んでいる環境なのか、というように、**その味の由来や背負っているストーリーを解きほぐす必要があります。**このスキルを身につければ、味覚の世界はさらに広がりを見せます。

本書をきっかけに、味覚に興味を持ち、さらに食品ごとの背景にまで目配りできるようになれば、あなたは一流の味覚の持ち主になれるはずです。

言葉により味の領域は拡大する

勘のいい方なら、ここまで読んでお気づきかもしれませんが、**「味の物差し」を根底で支えるのは「言葉」の力です。**「味の物差し」は、あくまでもひとつのたとえに過ぎませんが、一般的な物差しにある1㎜ごとの「目盛り」が、「味を表す言葉」に置き換わったもの、それが「味の物差し」だと考えてください。

1㎜ごとの目盛りによって「長さ」を測るのと同じように、「すっきり」や「しっかり」といった言葉の目盛りによって、味というおぼろげな輪郭に形を与えるわけです。そしてこの「味の目盛りを作ること」、すなわち**「味を言語化すること」**こそが、**「味のわかる大人」になるために、もっとも重要な作業と言えます。**それを踏まえ本書では、「〝美味しい〟をはじめとした、味にまつわる体感を、どうわかりやすく表現するか」について、深く言及していきたいと思います。

あなたは「味オンチ」なんかじゃない

皆さんは、目の前にあるものを見て「これがグラスで、中に入っているのは氷で、そのとなりにある物体は焼酎の瓶で……」といった風に、ひとつひとつ名前を言っていくことができます。しかし、こと味になると、そうはいきません。

たとえば、いろんなフルーツの香りが盛り合わせになっているような、しっかりと造り込まれた日本酒を口に含んでも、口をついて出てくるフレーズは「フルーティ」ただひとつ。

どう頑張ってみても、**この感覚を「フルーティ」としか言いようがないもどかしさ**に、私たちは歯がゆい思いをするのです。

もし、あなたが日本酒を口にした際、ワインのソムリエのようにさりげなく「口に入れた瞬間から、りんごのような爽やかなフルーツが漂ってくるね」なんて言えたら、素敵だと思いませんか。

もちろん、いまの時点で「自分は味に鈍感だから……」と思っていても大丈夫。確実に言えるのは、**あなたが味や風味を表現できないのは、「味オンチ」だからではない**ということ。

そう言っても半信半疑なあなたのために、具体的な例を用いながら、もう少し掘り下げてみましょう。

わずかな知識で、たちまち〝ツウ〟に？

たとえば、日本酒のバーで小ぶりのスコッチグラスに注がれた日本酒の香りをゆっくりと嗅いで「りんごっぽいね」と、ひと言つぶやくためには、どのくらいの知識や経験が必要だと思いますか？

皆さんも、一度は日本酒の瓶に貼られたラベルを見たことがあると思います。そこには「山田錦」「雄町」「愛山」といった、読み方すら不安になる米の品種名や、「純米」「大吟醸」「原酒」「生酒」という酒造りの用語が並び、さらには「日本酒度＋3」なんていう謎の表記も確認できます。

では、日本酒の味を言葉にするにあたって、これらの表記の意味をすべて理解する必要はあるのでしょうか？

結論を言うと、そんなことはありません。グラスから立ち昇る香りをひと言「りんごっぽい」とつぶやくのに、専門的な知識はまったく不要なのです。むしろ、日本酒の味を魅力的に表現したいからといって、**膨大にある銘柄の酒造りに関する知識や、米の品種の違いを一から学ぶのはかなり非効率と言えます。**

いまの時点で、フルーティな日本酒を「フルーティ」としか形容できないあなたが、とりあえず持っておくべきアイテムは、たった三つの単語だけ。**ずばり「りんご」「メロン」「バナナ」です。**はい、この三つの単語を手にしたあなたは、いま「日本酒のフルーティ表現スキル」二級に昇級しました。というのも、日本酒の「フルーティ」は、前述の三つのフルーツのいずれかに大別されるケースがほとんどだからです。

つまり、それさえ知っていれば、ひと口目で「フルーツ系の香りを持つ日本酒だな」と感じたとき、その香りが爽やかなフルーツであれば「りんごっぽい」と言えばいいし、甘いフルーツであれば「メロンみたい」と言えます。そしてメロンよりもさらに甘ったるく、トロピカルで熟したフルーツの香りであれば「バナナのようだ」と言えるわけです。

このように、味の特徴を把握するだけで、あなたは**日本酒の香りを「フルーティ」の一本勝負で表現することから脱却できます。**ちなみに、表現のポイントがたった三つの単語だからといって甘く見てはいけません。もしあなたが、さらに深い表現の海に漕ぎ出したいと思ったなら、この三つの言葉が羅針盤になってくれるはずです。

たとえば、りんごよりも爽やかなフルーツの香りであれば「青りんご」、りんごよりもっと糖分があるフルーツの香りであれば「白桃」……というように、自分の体感と照らし合わせながら、**この三つの言葉を基軸として徐々に使える言葉を獲得していけばよいのです。**

そして、あなたはこうやって言葉をひとつ覚えるごとに、感じる「味の領域」もひとつ拡がっていく。そう考えると、味を言語化する作業って楽しいと思いませんか？

なお、これは日本酒に限った話ではありません。ワインやチョコレート、ラーメンであっても、**味や風味を的確に感じ取り、言語化するためのコツがあります。**本書はソムリエや利き酒のための教本ではないので、知識を頭に詰め込むような方法はとりません。むしろ、私たち人間にもともと備わっている「味覚の潜在能力」を引き出しつつ、「味のわかる大人」に近づくためのテクニックを紹介していくので、「自分は味はよくわからないけど、食べるのは大好き」という方にこそ、ぜひ実践してもらいたいと思います。

人間は味を捉えるのが苦手な生き物

味を表現するうえで、私たちをいつも悩ませるのは「言葉にしようと思っても、正体がぬらりとしていて実体がつかめない」という問題。一杯目にはりんごの香りがした日本酒が、二杯目には早くも様変わりしてメロンに感じられます。りんごやメロンがわかるうちはまだマシで、「何の味があるか？」と尋ねられても、返事に窮してしまうことのほうが多いかもしれません。

なぜ、目で見たものはすぐにその名前を言えるのに、味わったものの感覚は、言葉で伝えることが難しいのでしょうか。

「味の言語化」を阻む要因は多岐にわたりますが、近年の研究では主にふたつあると考えられています。少し専門的な話になりますが、「味の言語化」がうまくいかない理由を、ここで一度ハッキリさせておきましょう。

味や風味を言葉にしようとするとき、最初に現れるハードルは、「そもそも味がよくわからない」という問題でしょう。これは、あなたが味オンチだからということではなく、元来、**人間の味覚は、視覚や聴覚に比べ、世界を切り分ける認知的能力が低い**のが原因です。

難しい言葉でいうと、「弁別能力が低い」とか「認知的際立ちが小さい」という表現になるのですが、乱暴な言い方をしてしまえば**「隣のおばちゃんと自分の母親は見間違わないけれど、隣の家の麦茶と自宅の麦茶の違いはよくわからない」**ということです。

ソムリエであってもGACKTさんのような一流テイスターであっても、味のプロフェッショナルを目指そうとするときには、まずこの壁を乗り越えなければなりません。

私は、多岐にわたる食べ物や飲み物の「味わい表現」について研究していますが、専門は日本酒です。大学生時代に日本酒の味を表現することの面白さに目覚めたのですが、そのときはまだ、銘柄ごとの細かな味の違いがわかりませんでした。

しかし、「味わい表現」を研究するためには、自分自身がまず、日本酒の味を繊細に感じ取れるようになる必要があります。そこで、いろんな酒蔵の方に**「日本酒の違いがわかるようになるためには、どんなトレーニングが有効なのか」**を聞いて回りました。

その際、複数の酒蔵の方が教えてくださった、簡単かつ印象的なトレーニングがあるので、ここで紹介しておきます。

❶銘柄はなんでもいいので、日本酒を1種類と、水を入れたスポイトを用意する
❷おちょこを三つ用意し、そのうちのひとつの底部分にマークをつける
❸それぞれのおちょこに同量の日本酒を注いだのち、底部分に目印をつけたおちょこにだけ、スポイトで一、二滴の水を垂らす
❹水が入ったおちょこがどれかわからなくなるように、三つのおちょこをシャッフルする（ほかの人に手伝ってもらうのがベスト）
❺シャッフルしたら、ひとつずつテイスティングし、どれが水入りのものかを当て

る（手伝ってくれる人がいる場合は、それぞれのおちょこを二回ずつ、ランダムに計六回出してもらい、何杯目と何杯目が水入りのおちょこかを当てる）

いかがでしょうか。いますぐに始められるトレーニングですが、意外や意外、これが難しいのです。私の感覚では、水で薄めたお酒はちょっとときしむような感触がありますが、ぜひ皆さんにも実践してもらいたいと思います。ちなみにこのトレーニングは、「味の弁別能力」、つまり、**Aの日本酒とBの日本酒を「違う」と識別する能力を養うのに、もっとも簡単かつ有効なトレーニングです。**

前述の通り、人間の味覚は視覚や聴覚に比べると、識別したり、比較したり、特定の物を同定したりするのが苦手。そのため「味の像」は、誰にとっても〝ピンぼけしたメガネ〟で何かを見るときのように、ぼんやりしていて、よくわからないものです。その**ぼんやりとした味をどうやって見えるようにし、言葉にするか。**それが本書の根本のテーマでもあります。

表現の乏しさこそが最大の敵

味を言葉にすることが難しいふたつ目の理由として、いかにもそのままですが、**「それらを直接表現する言葉が少ない」**という点が挙げられます。

ためしに「甘い」「酸っぱい」のように、味や風味を表現する言葉を思い浮かべてみてください。いくつ列挙することができるでしょうか。いざスタート！

「甘い」「辛い」「酸っぱい」「しょっぱい」「苦い」「旨い」「渋い」……少しズルをしましょう。「甘酸っぱい」「甘辛い」「塩辛い」……あれ、だんだん厳しくなってきました。

そうだ、「コクがある」「エグみがある」「雑味」はギリギリセーフ……。「深い」や「まろやか」はどうでしょう。これは、味や風味を直接表現する言葉ではありません。

「リンゴのような」なんていうのも、たとえて言う表現なので、直接表現ではありませんね。「じっくり煮込んだ」も、味について何も表現できていません。

こうしてみると、味を表現する言葉がいかに少ないかが、おわかりいただけると思います。そしてこれは、日本語に限った話ではありません。英語やフランス語など、西欧諸語においても、**味をダイレクトに表現する言葉は少なく、その数は20個に満たないと言われています。**

味の表現の少なさは、たとえば視覚の刺激である「色」を表現する言葉の数と比較すると、一層際立ちます。「色を直接表現する言葉は？」と聞かれれば、20〜30個は簡単に出てきます。虹だけで7色。そこに白、黒、灰色を加えれば、もう10色。日本の伝統色だけでも、相当な数にのぼりますし、デパートの化粧品売り場に行けば、私なんかには同じ赤色に見える口紅が、微妙な差異で何色も（もちろんそれぞれの色に名前をつけて）展開されています。

それに比べて、**味を表現する言葉のいかに貧弱なことか……**。しかし、ここであきらめるわけにはいきません。のちほど、味や風味の直接表現の少なさをカバーする作戦や、それらの言語的ストラテジーも、しっかり紹介するのでぜひ体得してください。

ワインを流暢に語る人が多い理由

食べ物や飲み物を、口に含んだ際に生じる感覚を言語化することの難しさは、前項で触れたとおりですが、唯一、**ワインに関しては、「味の言語化」が非常に進んでいます。**

皆さんも「味について語る人」というと、最初にソムリエが頭に浮かぶはずです。このワインにおける言語化の発展をひも解くうえで、ちょうどいい題材として使えそうなのが、私も愛読しているワインとソムリエをテーマにした漫画『神の雫』の1コマです。〈図1〉のシーンでは、主人公の神咲雫が、グラスに注がれた「カザマッタ」というイタリアの赤ワインの香りを嗅いで

「カシューナッツとカカオの芳香

〈図1〉

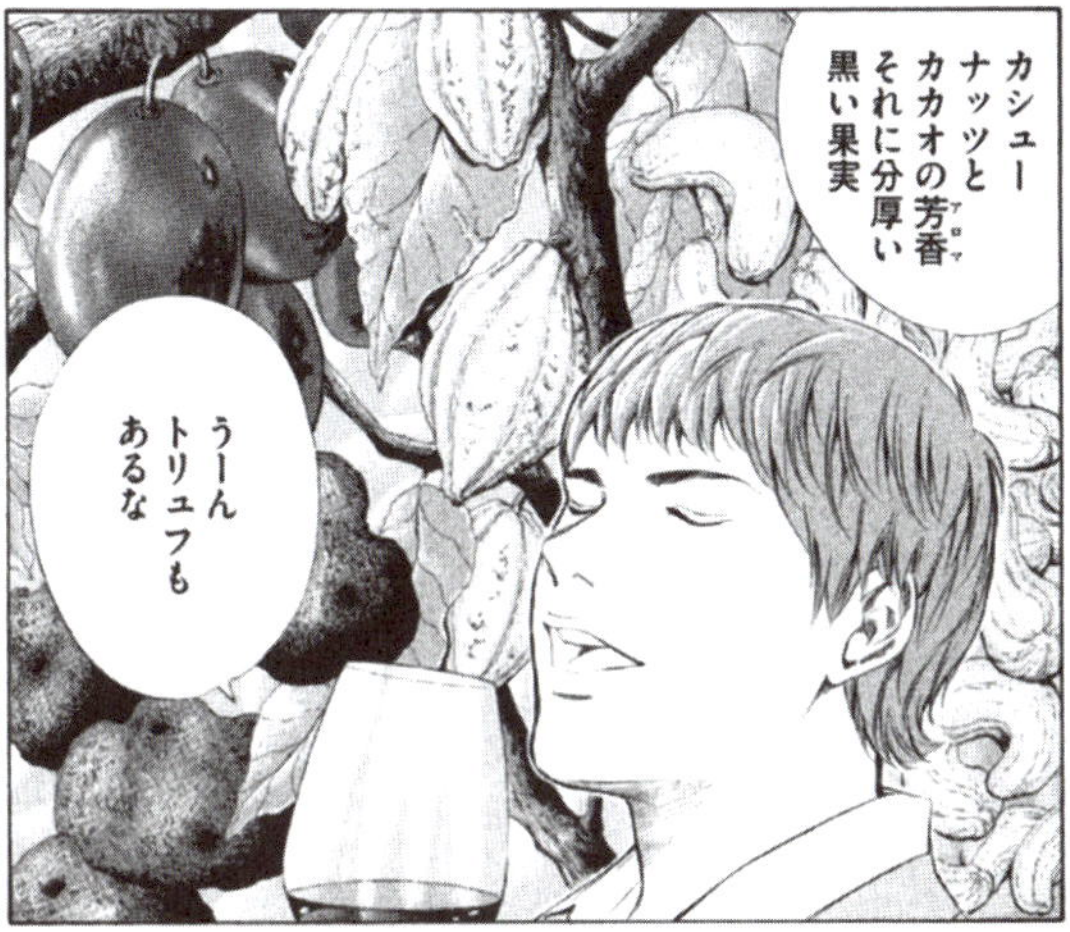

〈図1〉『神の雫』（講談社）第8巻より
原作：亜樹直／作画：オキモト・シュウ

それに分厚い黒い果物
うーんトリュフもあるな」

と、みごとにそのフレーバーを表現します。

漫画の描写を見ると、神咲はじっと目を閉じていますが、背景として描かれている脳内のイメージには、カシューナッツやカカオ、プルーンのような黒い果実、そしてトリュフが浮かんでいます。まさにこれが、多くの人が**「ワインのテイスティング」と聞いてイメージする光景**かもしれません。あるいは、ソムリエではないけれど、ワイン通と呼ばれる人がウンチクを交えつつ「これはチリのワインなんだけど、優雅な果実の香りが特徴でね」なんていうフレーズを、すらすらと言葉巧みに操っている場面ではないでしょうか。

スーパーで売っている千円ワインと、数万円のワインの明確な違いを判別する自信がない人にとってみれば、「いったいどうしてそんなことができるのだろう？」と、不思議に感じると思います。「きっとソムリエやワイン通は、人並み外れた特別な味覚を持っているに違いない」と、勘違いしてしまうかもしれません。

ところが、**ワインの味や風味を言葉にする作業自体は、それほど敷居の高いものではありません。**ここにもまた、ひとつのカラクリがあるのです。

ワインの表現にはルールがあった

ソムリエが、巧みな表現でワインの味や風味を描き出しているのを目にすると、まるで何もないところから**魔法のように言葉が湧いてきているように思えます。**

もちろん独創的な表現で私たちを魅了してくれるソムリエもいますが、そうは言ってもゼロからすべてをひねり出しているわけではありません。ワインの風味を表現する際、**ソムリエはあらかじめ用意されたフォーマットと用語を駆使しているのです。**

ここで言うフォーマットとは、「何を言葉にして伝えるか」という決まりごとです。たとえばワインの場合、言葉にする要素は主に「外観」と「香り」と「味わい」そして「余韻」とされています。最初にまず、グラスに注いだワインの色調や濃淡など「外観」を評価し、次に鼻をグラスに近づけたときの「香り」を捉えます。続けて口に含んだときの印象、舌ざわりや風味といった「味わい」を確認し、最後に「余韻」の長さに言及することで感想を締めくくるのが一般的。すなわち、あらかじめ言葉にする項目が決まっているということになります。

また、前述した四つの**「言葉にする要素」についても、ソムリエたちの間で共通の認識があります。**たとえば、赤ワインの外観であれば、若いワインの色（ルビー色や紫がかった色）を始点とし、熟成した深い赤色（褐色やレンガ色など）に向かって進むグラデーションから、銘柄に当てはまる言葉を選び出すという仕組み。

これは、香りに関しても同様で、白ワインの香りなら、爽やかな香りから順にライム、レモン、グレープフルーツ……と徐々に甘く熟した香りになり、最終的には、パイナップルやマンゴーというようなトロピカルフルーツのグループに辿りつく、大まかなグラデーションがあります。ソムリエは、客に提供するワインが、**このグラデーションのどこに位置するのかをイメージし、それを言語化して**伝えているわけです。

あの魔法のように繰り出される表現も、決して異次元のものではなく、一定の法則にのっとっていることが、わかってもらえたのではないでしょうか。

「テイスティングワード」の仕組み

前述した、ライムやグレープフルーツといった、**ワインに含まれる風味を表現するための単語は「テイスティングワード」と呼ばれ、基本的に世界共通とされています**。現在では100種以上もの「テイスティングワード」があり、複雑なワインの風味の中から、ひとつひとつを的確に探し当てるソムリエの味覚や嗅覚には、いつも驚かされます。

100種以上のワードと聞くと気が遠くなりそうですが、ワインの「テイスティングワード」は、無秩序に並べられているわけではありません。ワインの品質や特徴を細かく把握するために、**グラデーションや階層的な構造**を持っているのです。

グラデーションは、先ほど紹介したような「フレッシュですっぱい果物」から「甘く熟した果物」までの範囲を示す軸のようなもの。そして階層的な構造というのは、たとえば「果物」という大きなグループの中に「皮の赤い果実」と「黒い果実」という小グループがあり、さらに赤い果実の中で「ラズベリー、さくらんぼ、ザクロ……」というように、具体的な香りを細分化し、トーナメント表のようなツリー構造に整理したものです。言うなれば、**ソムリエが用いる「テイスティングワード」は、きちんと体系化されたルールに基づいた表現**であり、思いついた言葉を場当たり的に使っているわけではないということです。

ソムリエのトレーニング方法とは

引き続き、ソムリエから「味の言語化」のヒントを探っていきます。まず、彼らがワインの風味を的確に捉え、それを伝えるために行っているトレーニングとは、どんなものなのでしょう。事前知識がない人は、ソムリエがワインを何杯も飲んで、表現をひねり出している姿を想像したかもしれません。もちろんそういったトレーニングもあることはありますが、それは試合形式の実戦訓練メニューのようなもの。

本格的にソムリエを目指す人が行う、もっとも基本的なカリキュラムは**「実際のフルーツや野菜などのにおいを嗅いで、その香りを頭に叩き込む」**というものです。この練習ではレモン、ライム、青りんご、カリンの実、貝殻や火打ち石、干し草など、「テイスティングワード」に出てくるものを実際に手に取って、何度も香りを嗅ぎます。ほかのメニューとしては、紙コップに果物を入れ、飲み口つきのプラスチックの蓋をして中を見えないようにしておき、香りだけで中に入っている果物を当てるという方法もあります。

こうしたトレーニングを繰り返し行うことにより、**脳の中にある「レモン」という文字列に香りの情報が結びつけられるのです。**

いまこの本を読んでいる方の多くは、「レモン」という言葉に「黄色い楕円形」という視覚情報は結びついていると思いますが、香りの情報はどうでしょうか。「レモンを思い浮かべてください」と言われたときに、「黄色い楕円形」と同じくらい鮮明に、レモンの爽やかで鮮烈な香りを脳の中に響かせることができますか？　ザクロと言われれば、ザクロの香りを。プラムと言われればプラムの香りを、**瞬時に脳に映し出すことができる**。そのための技術を、ソムリエはトレーニングによって体得しているのです。

「フレーバーホイール」は使えない!?

ワインの「テイスティングワード」を見やすく配置したものとして、「フレーバーホイール」というものがあります。一般的な形状としては、〈図2〉のようなものが挙げられますが、この「フレーバーホイール」は、ビールの香味を評価するために1979年に作られたものが始まり。その後、ウイスキーやワインに展開され、現在ではチョコレート、コーヒー、清酒（日本酒）、泡盛、ユニークなものとしては、ダシの香味まで、あらゆる種類の「フレーバーホイール」が存在しています。

ただし、「フレーバーホイール」は、業界ごとにスタンダードとされているものこそあれ、「ウイスキーのフレーバーホイールはコレ」というように、**世界的に統一された**

ものがあるわけではありません。さまざまなテイスターやメーカーによって、オリジナルのものも含め、幅広いバリエーションが提案されているのです。

「フレーバーホイール」の基本的な構造は、中心から外側への階層構造です。つまり中心に近い部分に、やや抽象的な「フルーティ」などの言葉が書かれていて、その外側に「りんご」「メロン」というような具体的な名称が記載されています。〈図2〉を見ると、風味を表現するための言葉が簡単に見つかりそうで、これさえ頭に入れれば向かうところ敵なしのように錯覚してしまうかもしれません。

しかし、間違っても味の表現力を身につけようとして、**「フレーバーホイール」の用語をイチから暗記してはいけません。**私たちが風味を言語化するにあたっては、味覚や嗅覚のイメージと結びついていない言葉は、何の役にも立たないからです。

そして重要なことがもうひとつ。「フレーバーホイール」は、もともと風味をわかりやすく魅力的に表現するためのツールではありません。品質評価、香味評価のために、**特定のワインの中に、どのような成分が含まれているかをチェックするために用いる、いわば「管理ツール」として誕生**し、いまなお、同様の目的で使われているツールです。

〈図2〉フレーバーホイールの例（ワイン）

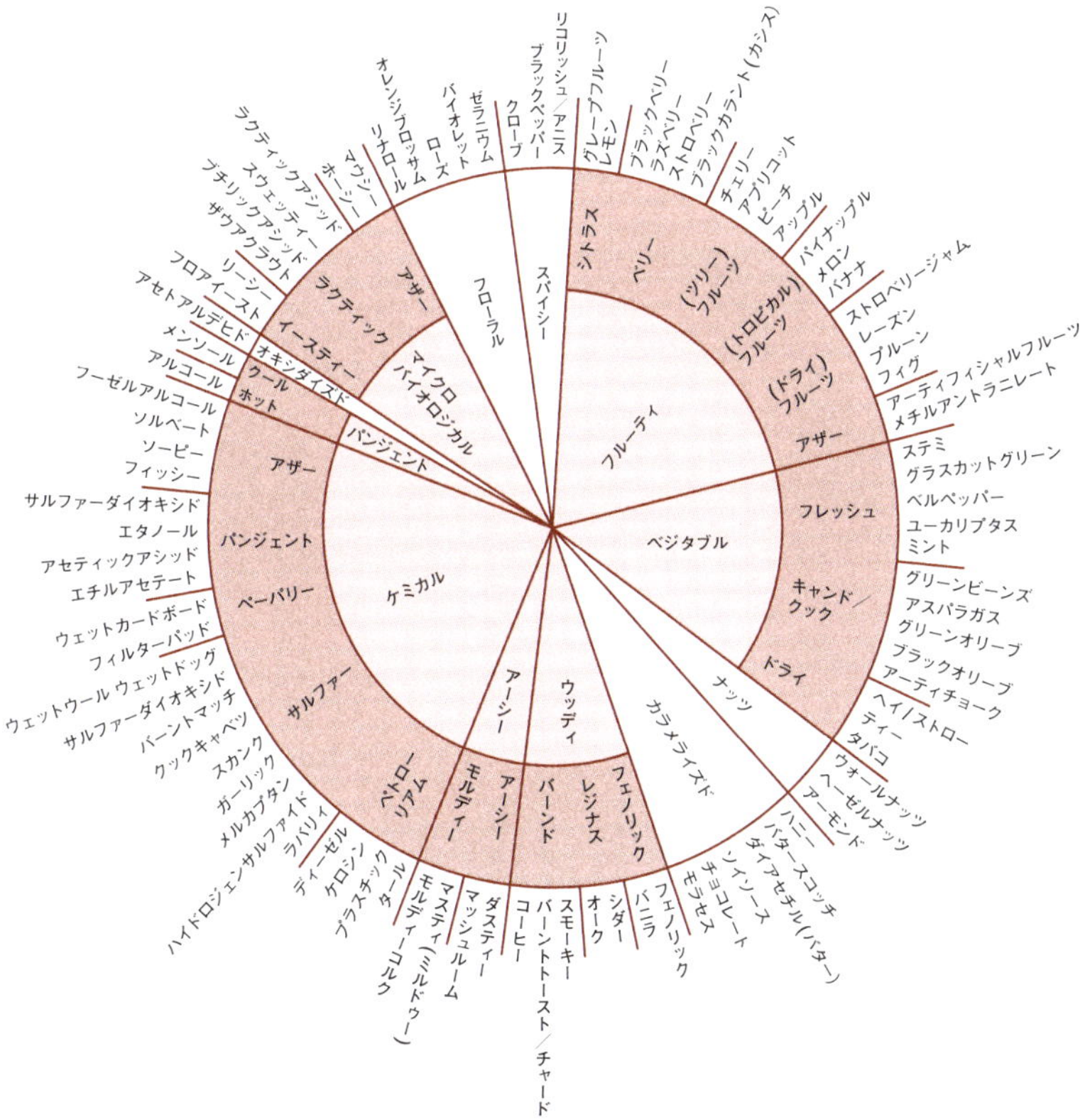

もっと言えば、フレーバーホイールにはいくつかの欠点もあります。風味の表現に転用しようとした場合、ウィークポイントとなるのが「ひとつの風味しか見つけられない」という点です。階層的な構造というのは「フルーティな風味」→「りんごの風味」→「王林（品種）の風味」というように、風味の方向性をどんどん具体的に掘り下げていくというシステム。ところがもし、あなたが口にした日本酒の中に、りんごの風味や王林の風味を見つけたとしても、そのお酒の風味はりんごのみ、ということはありません。りんごと一緒に感じる花の風味や、ヨーグルトの風味など、**幾層にも組み合わさった風味をひも解き、表現することが重要**と言えるでしょう。しかし残念なことに、これまでの「フレーバーホイール」には、組み合わさった複数の風味の表現をアシストしてくれる機能が存在しないのです。

ここまで説明しておきながら、ちょっと意地悪に感じるかもしれませんが、実を言うと私たちが「味のわかる大人」を目指すには、**ソムリエとは異なる方法、異なるアプローチで食品と対峙する必要があるのです。**

第2章

「味」じゃない「味」に騙されているようでは一流にはほど遠い

ラクして「味」を語る最短の方法

第一章では、「味のわかる大人」になるためには「感じた味や風味を言葉で表現すること」が大事。けれども、私たち一般人がソムリエの真似事をすることは、「味わいがわかる大人」への最短ルートにはならないということを説明しました。

しかしその一方で、ソムリエのテクニックをヒントに、**手っ取り早く「味のわかる大人」に〝見せかける〟方法がひとつだけあります。**

本書は正真正銘の「味のわかる大人」を目指すことが目的なので、本来の目的とは少しずれてしまいますが、まずは皆さんに「味を意識することがいかに大切か」、そして「味を語るということが、どういうことなのか」を知ってもらう意味も込めて、あえてお教えしましょう。

その方法とはずばり、日本酒であれば日本酒の、コーヒーであればコーヒーの**「ベース の味」と「サブの味」を定め、それをもとに味や風味を語るというテクニックです。**

キモは「ベースの味」と「サブの味」

突然、「ベースの味」と「サブの味」と言われて、頭に「？」が浮かんだ方も多いと思います。簡単に説明すると、「ベースの味」というのは、その食品にとってもっとも重要であり、特徴とされる味のこと。たとえば、コーヒーの豆のパッケージにはたいていの場合、味のチャートが印刷されていますが、**そこに必ず名を連ねるのが「苦味」と「酸味」。これこそがまさにコーヒーにおける「ベースの味」です〈写真1〉。**

一方で「サブの味」とは、「ベースの味」に寄り添って、わずかに主張することにより、ほかの商品との差

〈写真1〉 コーヒー豆のパッケージに書かれた「苦味」と「酸味」のチャート

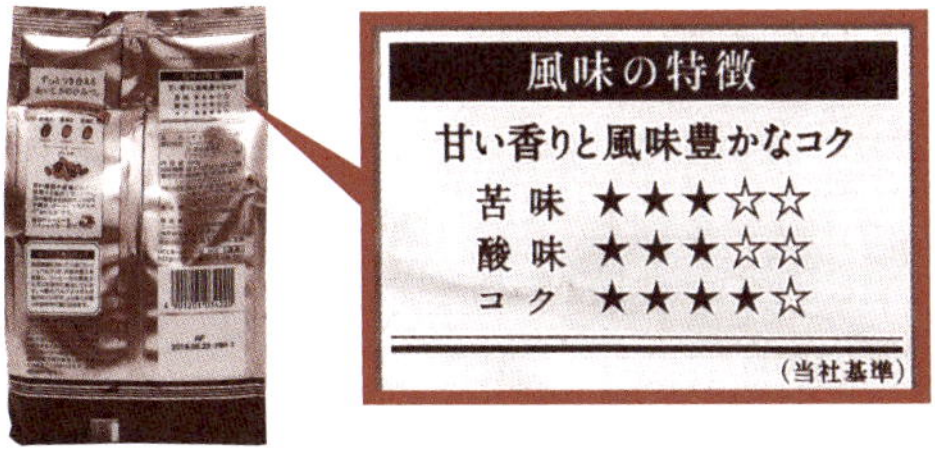
風味の特徴
甘い香りと風味豊かなコク
苦 味 ★★★☆☆
酸 味 ★★★☆☆
コ ク ★★★★☆
(当社基準)

UCC『炒り豆ゴールドスペシャル スペシャルブレンド』

別化を生み出す味のこと。

もしあなたが、いますぐに〝ツウ〟っぽく味について語りたいと思ったら、**まずは「ベースの味」と「サブの味」を押さえてください。**〈表1〉は、いくつかの食品の「ベースの味」と「サブの味」をまとめたものです。

そして、皆さんにやっていただきたいのは、〈表1〉と以降に記載する食品ごとの説明を読みながら、**いずれかのジャンルに狙いを定め、複数の銘柄を口に含んでみること。**

ちなみに、もしこのリストに記載した「ベースの味」と「サブの味」に違和感を覚えた場合は、自分の感覚で書き換えても構いません。自分の体感を元に言葉を紡ぐことは、最終目標となる「味のわかる大人」に近づくためには不可欠なので、いまの段階からそれを意識しておくと、第三章以降の作業が少しラクになるかもしれません。

以降では、飲み物・食べ物ごとに、具体的に「ベースの

〈表1〉主な食品の「ベースの味」と「サブの味」

	ベースの味	サブの味
日本酒	甘味・旨味	渋味・苦味
ワイン	甘味（果実味）・酸味	渋味
コーヒー	苦味・酸味	甘味
チョコレート	甘味・苦味	酸味
スパイスカレー	辛味・スパイシー	甘味
ラーメン	旨味・塩味	苦味 or 酸味 or 甘味

味」と「サブの味」を掘り下げていきます。

日本酒の「ベースの味」と「サブの味」

日本酒の味わいの表現と言えば、なんといっても「甘口」と「辛口」でしょう。居酒屋でも「辛口のちょうだい！」と言って、日本酒を注文している人を見かけます。

日本酒を語るうえで伝統的に使われてきた、いわばレガシィでありレジェンドとも言うべき「甘口」と「辛口」ですが、**最近はこの表現をよしとしない考え方が有力になりつつあります。**というのも、日本酒はお米を原料とするため、どんなに「辛口」と言われるものでも、糖分、すなわち甘味が含まれているためです。近年は日本酒の味も多様化し、「淡麗辛口」あるいは「濃醇旨口」という一本軸では分類できなくなってきました。味を表現しようとして単純に**「辛口」のひと言で片付けてしまうことで、ほかの味を見逃してしまうおそれもあります。**

「辛口」が敬遠されつつある背景としては、もうひとつ理由があります。日本酒における「辛い」という表現は「後口に味が残らないタイプ」を示すときや「アルコール感が強いこと」を言い表すときなど、さまざまなパターンがあるため、「辛口」だけでは具体的に何を指しているのかが曖昧になりやすいためです。

一方で「甘口」は、とろっとしたテクスチャを表すこともありますが、基本的には前述の通り、「醸造過程でお米から生まれる糖分」を示すもの。「ベースの味」は、やはり原料に由来するべきでしょうから、**日本酒の場合はお米の甘味と旨味ということになります。**

ちなみに日本酒の「ベースの味」である甘味と旨味は、酒造りにおいてはきっちりと〝狙って〟出す味です。一方で渋味や苦味は、基本的にはオフフレーバー（管理上出してはいけない、欠点としての風味）とされてきました。しかし近年では、あえて渋味や苦味をわずかに出すことによって、味に複雑さと深みを出している銘柄もあります。そういった意味において、**渋味と苦味は「ベースの味」に対して「サブの味」と言えます。**「サブの味」は、目立ち過ぎると味わいのバランスを壊してしまいますが、うまく取り入れることでその銘柄の特徴となりうるのです。

余談ですが、日本酒における渋味や苦味は、口内での最後の残り方に影響を与えます。微量の渋味を舌の上に残すことで、さらっとした後味を演出したり、主張の強い苦味を舌の奥のほうで印象付けることで、厚みのある旨味を感じさせたりといった具合です。日本酒の渋味や苦味を見つけるときは、**味わいの最後、口の奥のほうや、頬の内側などの周辺部を意識してみるとよいでしょう。**

ワインの「ベースの味」と「サブの味」

私が数年前にワインの勉強を始めたとき、各方面の方がアドバイスをくれました。しかしその内容は、「とりあえず一度、高いワインを飲んだほうがいい」や「スーパーで売っている『コノスル』の、ブドウの品種ごとのシリーズをひと通り買ってみるといい」など、人によってさまざまでした。

たしかに、ワインほど多様な風味の嗜好品になると、独自のステップアップ術を持っている人は多いと思いますが、ここでお伝えする「ベースの味」と「サブの味」を把握することは、ワインの味を知るための入門としてもちょうどいいはずです。

ワインの「ベースの味」は、いろいろな考え方があるとは思いますが、赤ワインであっても白ワインであっても、**基本的にはブドウの果実味、つまり「甘味」でしょう。**そして**甘味と補い合うような関係の味としては、酸味が挙げられます。**

一方で「サブの味」はと言うと、ほかの味すべてということになりますが、本書ではとくに味に厚みや深みをもたらす味を「サブの味」と定義しますので、**赤ワインであれば「渋味」を推したいところです。**ちなみに「ベースの味」を甘味と酸味と定義した場合、それをしっかり把握したいならば、おそらく白ワインのほうが感じやすいはずです。というのも、あまりワインに馴染みがない方にとって、赤ワインはタンニンの渋みが印象に残りやすく、甘味や酸味と言われてもわかりにくい場合があるからです。

なお、繰り返しになりますが、本書の狙いは自分が感じた味や風味を豊かに表現することなので、ブドウの特徴をひとつひとつ紹介するようなことはしません。しかし、ワインを味わおうとするときは、やはり**「ベースの味」として果実の甘さを感じるのか、それともドライな感じやミネラル感を感じるのかという点**は、把握しておいたほうがよいでしょう。また、あなたが本気でワインの沼に踏み出そうとするならば、ワインバーやワインショップに行って「果実味が特徴的なものをください」と伝え、実際にワインの甘味を体感してみるのもよいかもしれません。ついでに「それと真逆の味のワインもくださいとお願いして、両端の味を体感すればなおよし。そうすることで、あなたの味の領域が一気に広がる可能性があります。

コーヒーの「ベースの味」と「サブの味」

コーヒーといえば、苦い飲み物の代表格です。本来、苦味は人間にとって不快な、毒の危険を示す味ですが、この苦味こそがコーヒーが嗜好品として愛される理由のひとつ。ストレスの低減効果をもたらしてくれる要素だとも言われています。

また、前述の通り、コーヒーは苦味だけでなく、酸味とのバランスによって、チャート的に示されることも少なくありません。ただ、ひとつ注意しておきたいのは、**各メーカーのパッケージに書かれている苦味や酸味の強さを表す星の数に、共通の基準はない**ということ。一般的に市販コーヒーを作っているメーカーは、会社ごとに「酸味寄り」「苦味寄り」などの特徴があります。つまり、A社の商品ラインナップの中での「酸味星三つ」とB社の「酸味星三つ」は、基準が違うのです。

なお、コーヒーの「サブの味」として、ここでは甘味を提案していますが、ここで言う甘味とは、**コーヒーに入れた砂糖の甘味ではありません。**品種にもよりますが、豆自体が持っている数％の糖度が、焙煎や抽出の条件によって引き出される「非常に繊細な甘さ」のことを示します。

そして、コーヒーに含まれた甘味をしっかりと体感したいなら、豆の選択にもこだわる必要があります。多様なコーヒー豆を取り揃えているお店であれば、「スペシャルティコーヒー」というコーヒー豆の中に、二〜三種類くらいは甘味が特徴のものがラインナップされているはずなので、それをチョイスしてください。

あなたがお目当てのコーヒー豆を手に入れたとしても、甘味に到達するまでの道のりは続きます。コーヒーには、「抽出」という過程があります。豆を粉に挽き、お湯を注いでドリップする作業です。甘味がきちんと引き出せるかは、〝調理〟とも言えるこのプロセスにかかっています。**甘味はコーヒーの味の中でもとくに繊細。**良質な豆をきちんと抽出することによって、はじめて姿を現してくれます。丁寧に甘味を抽出することができたら、**ベースの苦味や酸味の中に、緑茶の甘味のような優しい甘味が感じられる**はずです。舌の上に染み込むようにスッと感じられたり、あるいは鼻に抜けるように香りとして感じられたり。個人的にはスイカの白い種くらいのイメージで、ちょっと柔らかく身が詰まったような甘味の芯を、舌の上に感じることがあります。もし、コーヒーの「サブの味」に興味を持ったなら、ぜひ抽出の方法にもこだわってほしいと思います。

チョコレートの「ベースの味」と「サブの味」

「原材料は何?」と聞かれたら、意外とはっきり答えられる人が少ないのがチョコレート。ちなみにチョコレートは、カカオの実が主原料です。カカオの実は、製造過程でカカオマスとカカオバターに分けられますが、カカオマスは基本的に苦く、カカオバターは脂肪分です。

もちろん、カカオマスとカカオバターだけではチョコレートは完成せず、その味に重要な役割を果たすのは、ほかならぬ砂糖です。砂糖は甘味の強弱だけでなく、口当たりや舌の上での溶け方にも関わります。ここに練乳やミルクパウダー(粉乳)といったミルク分を加えると、基本的なチョコレートの成分は出揃ったことになります。

ということで、だいたい納得いただけるとは思いますが、**チョコレートの「ベースの味」は砂糖の甘味とカカオの苦味**ということになります。一方で、**「サブの味」はやや難しいですが酸味**ということに。「チョコレートに酸味?」と思った方もいると思いますが、この酸味は、果物やドライフルーツの酸味に近いと思ってください。もっとも、酸味自体は、フレーバーとして添加したものではなく、カカオそのものが持っている味です。この酸味は、生産地やカカオの品種によっても異なるので、甘味と苦味という**「ベースの味」以外の部分で、チョコレートの個性が表れる要素**とも言えるでしょう。チョコレートの酸味を体験したい方は、チョコレートの専門店で「酸味が味わえる銘柄」を店員さんにおすすめしてもらってください。カカオ70％くらいのチョコレートを舌の温度でゆっくりと溶かしていくと、じんわりと舌の上に染み出すようなフルーツ感としての酸味を体感できるはずです。

スパイスカレーの「ベースの味」と「サブの味」

スパイスカレーでは、辛さを出したり、香りをつけたり、あるいは色をつけたりと、用途に応じて**多種の香辛料が用いられます**。当然、味の構成もコーヒーのように苦味と酸味だけというわけにはいきません。

スパイスはあらゆる味を生み出しますし、それ加えて野菜、魚、肉……といった素材の風味が口の中に広がります。また、旨味などは、チキンなどの具材を煮込んだときにじんわりと出てくるものなので、それらを踏まえるとスパイスカレーの「ベースの味」や「サブの味」は、ひと括りで語るのが難しいと言えます。

とはいえこの項は、手っ取り早く味を語りたい人のために、着眼点を提供する目的もあるので、**便宜的に「ベースの味」に辛味とスパイシーを、「サブの味」に甘味を提案しておきます。**

なお、「ベースの味」として設定した辛味については、それが「どんな辛味なのか」を追求してほしいと思います。赤唐辛子のように、舌を焼くような熱い辛味なのか、それともブラックペッパーのように爽やかでスパッと切れるような辛味なのか。目の前のカレーの味を記憶に留めておくためにも「どのような辛味か」、そして可能であれば**「何のスパイスによる辛味なのか」**をチェックしておきたいところです。

スパイスカレーのサブの味は、あえて甘味ということにしておきます。カレーは「辛さ」ばかりに目が向きがちですが、甘味をどのように出すかも、味を左右するポイント。たとえばカレーにおける甘味の代表格・玉ねぎは、炒め方によって甘味の出方が異なります。意外に思われるかもしれませんが、甘味を出すスパイスもあります。甘く爽やかな香りを出すコリアンダーや、バニラのような香りのクローブなどは、スパイスカレーの定番です。

それ以外では、じゃがいもや熟したトマトを煮ても甘味は出ますし、ココナッツミルクを入れるとミルキーさも加わります。酸味っぽい甘さを狙うならマーマレードやチャツネ、苦味寄りの甘さを目指せば、チョコレートやフライドオニオンが活躍してくれます。

カレーを食べるときには、**「ベースの味」として「どんな辛さか」。**そして**「何のスパイスの辛さか」に注目してください。**そして甘さという着眼点から、辛さの「裏の味」を探すことをおすすめしたいと思います。

ラーメンの「ベースの味」と「サブの味」

ラーメンの「ベースの味」は、旨味と塩味。スープにおける旨味は、魚介や豚骨などのダシが担います。そして塩味はというと、醤油ラーメンであれば醤油ダレ、塩ラーメンは塩ダレ、味噌ラーメンであれば味噌ダレというように、それぞれのラーメンのタレが演出します。

旨味と塩味というのは、麺類の基本です。うどんにしてもそばにしても、だしの旨味と醤油の塩味が基本。しかし、数ある麺類の中でも、なぜ私たちはラーメンに心を奪われるのでしょうか。それもそのはず、「美味しい食べ物」の三大要素は「塩・糖分・脂」の三つと言われますが、ラーメンはタレの塩分と麺の糖分、そして動物ダシや香味油などに由来する脂分と、**一杯のどんぶりの中に三つの要素をすべて兼ね備えているのです。**

ラーメンが病みつきになる理由は、これだけではありません。トッピングの存在も含めれば、五つの基本味（後述）という点からみても、すべてを兼ね備えたオールラウンダーな存在。もしスープの旨味が控えめであっても、チャーシューや煮玉子を添えればOK。苦味がないぞと気づけば、焦がしネギや揚げニンニクをチョイのせ。酸味はメンマ、とんこつラーメンには紅生姜。繰り返し強調しておきますが、**ラーメンとは、すべての味が欠けることなく揃っている、恐ろしく魅力的な食べ物**なのです。

さて、このような料理の場合は「サブの味」として、どこに目を向ければよいのでしょうか。すべての味が含まれているというと、五つの味が同じ強さでバランスを保つのがよいかのように思えます。しかし、そうではありません。五つの味を五角形に配置した場合、すべての味の強さが同じ〝正五角形の味〟は、美味しいとは言えません。特徴がなく、平板でつまらない味になってしまうのです。それゆえ、センスのある料理人は、「バランスのよい美味しさ」を目指すために、あえてふたつくらいの味にはおとなしくしておいてもらって、三角形を作るように味を組み立てます。ラーメンも**旨味と塩味という「ベースの味」に、苦味、酸味、甘味の中からもうひとつだけ「サブの味」を追加することで〝美味しい一杯〟が完成する**わけです。ゆえに、私たちがラーメンを味わうときには苦味、酸味、甘味（あるいは渋味、辛味）の中で、**そのお店が何を「サブの味」に設定しているのかを見抜く必要があります。**

たとえば、お馴染みの王将の醤油ラーメンを思い出してください。オーソドックスな醤油スープに、チャーシュー、メンマ、煮玉子と、〝旨味〟と〝酸味〟のトッピングが用意されています。

では、スープの味はどうでしょう。やや醤油の甘い感じもしますが、酸味が実によく効いています。何から出てきた酸味かは一旦置いておいて、あの酸味のおかげで味に引き締まった輪郭が出て、スープを飲んだときには舌の上がさっぱりし、もうひと口、もうひと口とスープをすすってしまいます。

ラーメンのスープを作るうえで、ダシの旨味をどう引き出すか。塩味のためにどんなタレを使うかは、誰もがこだわるところですが、全体のバランスを整えるために、**どんな「サブの味」を設定するかは店主の腕の見せどころ。**つまり、ラーメンの「サブの味」は、お店ごとに違うと考えるのが正しく、これからラーメンをすするときには、「サブの味」という店主からのメッセージをセンシティブに受け取っていただきたいと思います。

「ベース」がわかればコクが語れる

さまざまな食べ物や飲み物の「ベースの味」がわかると、**「コク」という言葉の意味がつかめるようになります。**「コクがある」という言い方は、ほぼすべての食べ物で使われる表現ながら、もっとも難解な言い回しのひとつ。なぜなら、甘味や酸味のように、**「コク」という味そのものが存在するわけではないからです。**

「コクがある」という言葉が指す内容は、日本酒であれば「甘味と旨味が豊か」ということになり、コーヒーであれば「苦味と焙煎香に厚みがある」ということになります。対象となる食べ物や飲み物によってその姿を変える、捉えどころのない「コク」ですが、煎じ詰めれば**「〝本来あるべき味〟が豊かである」という意味**になります。

〝本来あるべき味〟とは、ここまでに見てきた「ベースの味」ということになるので、**「ベースの味」を把握できれば、「コク」という言葉の意味するところもおのずと見えてくるのです。**

私自身、コーヒー豆や日本酒を専門店や百貨店で買うとき、店員さんと会話しながら銘柄を決めることがあります。その際、会話の中で「コクがあります」という説明を受けることがありますが、それが日本酒だった場合に「お米の旨味がしっかり出ていて、とろりとした甘味もあるので、しっかりとしたコクが楽しめますよ」というように、「コク」という言葉を正しく使っている店員さんに出会えると、「ああ、この店員さんは間違いのない知識と感覚を持っているんだな」と嬉しくなるものです。

「サブ」語りが〝ツウ〟感を押し上げる

一方で、「サブの味」が、あなたにもたらしてくれるものは何だと思いますか？「サブの味」という言葉だけを見ると、いかにも副次的で、それ自体は表現する必要がない気がします。しかし、「サブの味」を踏まえて味を語ることは、**周囲に対して〝わかってる感〟をアピールするにはうってつけ。**

「サブの味」は前述の通り、日本酒であればごく微妙に感じる渋味や苦味、コーヒーであれば甘味といったように、**「ベースの味」の脇にあって、味に個性を添える働きをします。**ではなぜ、「サブの味」を表現することで、ツウっぽさが出るのでしょうか。

「ベースの味」というのは、どの銘柄にも共通する味で、言わばあって当たり前。したがって、日本酒を飲んだときに「甘味があります」と言っても、それは味を表現したことにはなりません。カフェオレを飲んで「牛乳が入っています」と言ってもしょうがないのと同じで、「この人、大きな声で当たり前のことを言ってるな……」と思われるだけでしょう。最低限「どんな甘味か」くらいは言ってもらわないと、表現として成立しないのです。しかし、日本酒をひと口含んだときに「苦味を少し感じますね」や「舌の奥に苦味がそっと佇んでいます」と言えば、これは間違いなくその銘柄の特徴を表現したことになります。なぜなら、**日本酒において苦味は、必ずしも含まれているものではないからです。**

「苦味がある」とつぶやくことは、その銘柄がほかにはない特徴を備えている事実を伝えるための立派な表現。つまり、食品ごとの「サブの味」を知っておき、それを適切な状況で言葉にすることは、手軽に「味のわかる大人」を演じるのに最適と言えるのです。

知的な表現者は「関係性」を語る

前項では、効率的に味を表現するための、「サブの味」の基本的な活用方法を紹介しましたが、そこに新たな視点を付け足せば、あなたはもっと知的な表現者にレベルアップします。その視点とは、**ずばり「関係性」と「力」です。**

「関係性」というのは、言うなれば「サブの味」と「ベースの味」のバランスのこと。たとえば、あなたが日本酒を口に含み、「サブの味」である渋味を感じたとき、その渋味が**「ベースの味」である旨味に「寄り添っているのか」あるいは「覆い隠しているのか」が「関係性」にあたります。**

「サブの味」の「関係性」に注目できるようになると、「甘味と渋味があります」という単調な表現からは卒業です。同じことを言っていても、「旨味の陰から渋味が顔をのぞかせていて、一杯のお酒の中でさまざまな表情が楽しめます」という風に、より具体的に言葉を操れるようになるのです。

そして、もうひとつの着目ポイントは「力」です。**これは「サブの味」が「ほかの味に働きかける様子」や「影響を及ぼしている様子」のこと。**

再び日本酒を例にすると、もし、あなたが後口に「サブの味」の強さを感じた場合、あるいは影響力を感じたときに、「口の奥のほうで渋味が旨味をぐっと持ち上げます」や「酸味が甘味の広がりを切って、爽やかな後口が広がります」といった具合に、あなたが体感した「サブの味」の「力」について掘り下げればよいのです。

なお、前述の言い回しを見るとわかる通り、「関係性」や「力」を表現する際には「寄り添う」「持ち上げる」「切る」といったような、**動詞をうまく使うのもポイント。**通常、味の表現において動詞の存在は、あまり注目されることがありません。しかし私は、ワインのテイスティングのように、名詞でひとつひとつの味の要素を指摘するよりも、動詞を駆使して複数の味の関係性を語るほうが重要だと考えます。実際に口の中でどのように味が交じり合い、重なり合い、あるいは打ち消し合っているのか。**その体感をよりわかりやすく伝える**には、動詞の存在が欠かせません。なお、このあたりの細かな味の捉え方、表現方法については、本書後半で触れる予定です。

すべてが「味」だと思うな！

突然ですが、あなたが思っている「味」は、必ずしも味覚だけで感じ取ったものではないかもしれません。本書ではここまでに、「味」や「風味」あるいは「味わい」という単語がたくさん出てきていますが、私はそれらの単語を意識的に使い分けています。それぞれの区別が必要になる文脈では「基本味」を「味」と表記し、もっと複合的な「香り」などを含めたものを「風味」、さらに「見た目」なども含めた総合的な味の感覚を「味わい」と表記しています。

ちなみに**基本味とは、味を作り上げているもっとも基礎的な要素。**人間が舌で感じることのできる**「甘味・旨味・塩味・酸味・苦味」**の五つの味が、これに相当します。つまり、私たちが厳密に「味」を定義する場合、使用できる表現は、この五つだけということになります。

　では、私たちがよく使うそれ以外の言葉、たとえば渋味や辛味は、どうでしょう？　それらが基本味ではない以上、やはり厳密には「味」とは言えません。繰り返しになりますが、純粋な意味での**「味」は、後述する「味覚受容器（味蕾）」で感じられる刺激**に限られます。一方で**渋味や辛味といった感覚は「味覚受容器」ではなく、痛覚を通して感じている「刺激味」**です。加えて言うと、冒頭で定義した「風味」も、厳密には「刺激味」に「基本味」と「香り」を足したものを示します。

　そういった意味では、本書の目指すところは**「味のわかる大人」ではなく「風味のわかる大人」**ということになりますが、ここから突然言い回しを変えると、わかりにくくなる可能性も出てくるため、以降では便宜的に「味（風味）のわかる大人」と表記することで、ひとつご容赦いただければと思います。

脳の構造が引き起こす「味」の混乱

ちょっと話が逸れてしまいましたが、「辛味＝痛み」であることのわかりやすい例としては、トウガラシの辛味成分「カプサイシン」が挙げられます。カプサイシンは、食べ物のほかに防犯スプレーや催涙スプレー、動物の忌避スプレーに使われていますが、この物質を腕の皮膚などにつけると、飛び上がるほどの痛みを感じます。理由は言うまでもなく、カプサイシンが皮膚の痛覚を刺激するためです。**もちろん痛覚は口の中にもあるので、**トウガラシを口に含んだ際にはカプサイシンが痛覚を刺激し、「辛い」という感覚として捉えられます。よくバラエティ番組で激辛料理を食べた芸人さんが「痛い！」と叫んでいますが、**彼らは正しい知覚情報を報告している**と言えるのかもしれません。

辛味と同様に、赤ワインを飲んだときの渋味も「味覚受容器」で汲み取ることのできない感覚です。ワインや緑茶などの渋味を引き起こすのは、「タンニン」と呼ばれる物質で、ポリフェノールの一種。この物質は、タンパク質を収斂させる働きを持っており、口の中に入れると舌やほっぺたの内側（のタンパク質）がひきつって、一種の痛覚刺激が起こります。**これこそがまさに渋味の正体なのです。**

ここまで、甘味や苦味と同等の扱いで、辛味や渋味についても言及しておきながら、いきなり「後者のふたつは痛覚刺激です」と言われて、納得できない人もいるでしょう。実際のところ、私たちはお茶を口に含んだとき、甘味を感じるのとまったく同じ感覚で、渋味も感じることができます。辛さや渋さが「味」ではないにも関わらず、なぜこういった現象が起きるのでしょうか。

その秘密は、味の情報を処理する脳にあります。

たとえば、あなたが麻婆豆腐を食べたとき、カプサイシンによって痛覚が刺激されると、辛味の情報は神経を通して脳に伝えられます。それと同時に、「味覚受容器」でキャッチした麻婆豆腐のひき肉の旨味の情報も脳に送られます。辛味と旨味はそれぞれ異なる経路で脳に伝えられますが、「辛いよ」「旨いよ」という情報は、脳の中では統合されます。つまり、麻婆豆腐に含まれているたくさんの味の情報は、**個別ではなく、ひとつにまとめて処理されるので、辛味も基本味と同様の「味」として感じてしまう**というわけです。

厳密には、基本味こそが「味」であるにもかかわらず、一般的には辛味や渋味も「味」として捉えられることが多いのは、そういった理由によるところが大きいでしょう。

あなたが感じる「味」は嗅覚が八割

2018年に惜しまれつつ終了した、フジテレビ系列のバラエティ番組『めちゃ×2イケてるッ!』の中に「シンクロナイズドテイスティング」というコーナーがありました。同コーナーは、シンクロナイズドスイミングの衣装に身を包んだ二人（あるいは数人）一組のお笑い芸人が、ノーズクリップ（鼻栓）とアイマスクで鼻と目を塞ぎ、味覚だけを頼りに、口に入れられた料理を当てるという内容。解答ステージは氷水を張ったプールの上にあり、同じチームのどちらかが間違うと氷水に落とされてしまいます。

「シンクロナイズドテイスティング」の面白さは、テイスティング中のコミュニケーシヨンにもあります。「EAT IN！」というコールのあとに、ひと口ぶんの料理がスタッフによって口に入れられると、お互いに味や食感の特徴を伝え合い、両者正解（マッチング）にたどり着こうとします。コンビを組んでいる相方に対し、料理の歯ごたえや舌ざわり、かすかに感じる味などを伝えようと奮闘しますが、なかなか伝わらない様子には、いつも笑いを誘われます。

ところで、この「シンクロナイズドテイスティング」は、思いのほか正解率が低く、ほとんどのチームが失敗に終わるのが常。風邪や花粉症で鼻がつまると、食べ物の味がよくわからなくなることは誰もが知っていると思いますが、この企画は**嗅覚の情報が、いかに料理の「風味」に影響を与えているか**を教えてくれます。

あらためて明言しておくと、一般に言われる「風味」とは、味覚と嗅覚（と痛覚）によって感じるもの。そして「味わい」は、さらに別の感覚からの情報を統合した、総体としての経験を示しています。人間が風味や味わいを感じ取る過程において、嗅覚の果たす役割は非常に大きく、それは専門家の間でも共通の認識。**風味や味わいの八割以上が嗅覚によって構成されていると書かれた専門書も、数多くあります。**

アイスクリームの甘味はフェイク？

風味を語るうえで、嗅覚の存在がいかに重要かという話の続きですが、アイスクリームを例に見ると、味と香りの関係性は、意外に複雑であることがわかります。

アイスクリームはどんな味？　と聞かれれば、誰もが「甘い」と答えるでしょう。ところが、アイスクリームを口に入れたときのあの甘さ、実は「甘味」ではない可能性があるのです。

人間の味覚には「閾値（しきいち）」というものがあるのをご存じでしょうか？　簡単に言うと、**ペットボトルの水にどのくらいの砂糖の粒を入れれば、人間が甘いと感じるかという値**です。この閾値は、温度によって変化し、人間の舌は体温のあたりでもっとも甘味を感じやすく、熱すぎたり、冷たすぎたりすると甘味を感じにくくなります。

完全に溶け切ったアイスクリームを舐めたことがある人はわかると思いますが、甘味が強すぎてとても美味しく感じられません。これは、**アイスクリームの温度が、甘味をより感じやすい温度＝体温に近づいたことが原因です。**含まれている砂糖の量は同じでも、食品そのものの温度が上昇すると、より甘味が強く感じられてしまうのです。

ちなみにアイスクリームは、通常5℃以下で食べることが想定されていますが、**5℃という低い温度では、人間の舌はほとんど甘さを感じ取ることができません。**それゆえ、アイスクリームを本来の状態で食べた人に、しっかりとした甘味を感じてもらうには、適正な量を超えた砂糖が必要になります。

そこで利用するのが「香りの力」です。バニラエッセンスなどの「甘そうな香り」をアイスクリームに加えることで、味としての甘味ではなく、「感じる甘さ」を大幅にアップさせるのです。もちろん、香りは「味」ではないので、バニラエッセンスの香りに「甘い味」はありません。あくまでも、香りによって感じる「甘さ」なので、アイスクリームを水に置き換えても同じ効果が得られます。不思議な話ですが、**バニラの香料を嗅ぎながら普通の水を飲んだ場合、しっかり「甘い水」に感じられるのです。**

こういった、味の感じ方を助けたり、邪魔したりする香りの研究は、近年急速に進んでいます。うまく応用すれば、「糖質をカットしたいけれど甘いものが食べたい！」という人に向けて、少ない糖分で強い甘さを感じられるケーキも作れるということ。わかってはいるけれど、やっぱり奥が深い「味と香りの関係」。これからも目が離せません。

見た目が変われば「味わい」も変わる

ここまで読み進めた皆さんは、一杯のラーメンを啜ったときに「美味しい」と感じる感覚が、「味覚受容器」で感じる甘味・旨味・塩味・酸味・苦味の五つの**「基本味」だけでなく、辛味や渋味といった「刺激味」、そして「香り」が複合的に処理され、生まれたもの**であることが理解できるはずです。

そして、一杯のラーメンを〝味わい〟という観点から見た場合には、そこに**スープやトッピングの見た目、周りで流れている音楽、そしてうつわの形や重さなど**も、影響を及ぼす要素として加えられます。

野外イベントなどで、人気ラーメン店が出店している光景を見かけることがあります。仮にあなたが、出店者としてそのイベントに参加するなら、「発泡スチロールのうつわ」

や「プラスチックのレンゲ」は使用厳禁です。スープやトッピングなども含め、その場で提供するラーメンが、普段お店で出しているものと、まったく同じ味だとしてもです。

野外イベントであなたが提供するラーメンの味を、人工知能の味覚センサーが評価するならば「いつもと同じ」という答えが返ってくるでしょう。しかし、当然ながら食べるのは人間です。前述の通り、**人間が感じる味わいは、あらゆるものを複合的に捉えた評価**ですので、野外イベントのお祭り気分を加味してなお、簡易な容器ではそこはかとない虚無感＝マイナス評価の要因をはらんでしまうのです。


繰り返しになりますが、〝味わい〟という観点においては、私たちは目の前の容器に入った内容物を、「味覚受容器」と「嗅覚受容器」だけで感じ取るわけではありません。いつ、どこで、誰と、どんな食器を使って食べるか。「一杯のラーメン」という経験は、単純な〝味〟だけでなく、**「うつわの外の味」、すなわち「環境の情報」にも彩られており、**それらの情報を含んだものが〝味〟や〝風味〟に対する〝味わい〟なのです。

たとえば、小説に出てくる主人公がラーメンを食べる情景を言い表す、こんな描写があったとします。

注文してから5分後。

カウンター越しに立つ店主の「はい、ラーメンね」というくぐもった声とともに、僕の目の前にラーメンが置かれた。

どんぶりに描かれた朱色の雷文は、ところどころかすれている。

店主が無造作にどんぶりを置いた際の、じっとりとした重みのある音は、まるでチャーシューの旨味を代弁しているかのようだった。

一枚板のカウンターはやや高く、みぞおちほど。

僕は竹の割り箸を手に取り、食材への感謝を込めた合掌ののち、それを縦に割った。乾いた音とともに、右手人差し指の付け根を打つ竹の振動。

束の間、気づくと左手はレンゲに伸びている。

レンゲの底を湖面に押し当てると、乾いたくぼみに脈を打つように、スープが流れ込んできた。純白の匙とスープが織り成す、清澄のコントラストを見るにつけ、レンゲという名の陶器は、この一瞬のために生み出されたのではないかと思えてくる。

いかがでしょう。主人公はまだ、スープすら啜っていない状況ですが、環境の情報のみで、ある程度「ラーメンの味わい」を表現できることがわかります。

ここからは、味わいと深く相関する環境の情報の例として**「耳で聞く音や料理の見た目が、味わいにどのような影響を及ぼすのか」**をテーマにした、いくつかの研究を紹介したいと思います。

気づかないうちに「音」も食べていた

前述の通り、一杯のお酒、ひと皿の料理の味わいは、**舌と鼻のセンサーのみならず、視覚や聴覚を含めた、もっとリッチな情報によって構成されます。**

たとえば、ウイスキーを注ぐときの「トク、トク、トク……」という音。清澄かつ馥郁たる芳香を予感させる、なんとも言えない響きがあります。飲むうちに透き通った氷が「カラン」と鳴れば、二杯目は水割りで決まりでしょう。

音というものが、本来は直接的な関係を持たないはずの趣味や嗜好とクロスオーバーするケースがあることは、皆さんもご存じかもしれません。高級車と呼ばれる車ほど、より心地のよい「エンジン音」や「ドアの閉まる音」が追求されていますし、身近なものでは、パソコンのキーボードの打鍵音も、こだわる人が多い傾向にあります。

これは、味わいについても同様です。お客さんの目の前に置いた鉄板で肉を焼き、ソースを回し入れるハンバーグ屋さんが、ジューシーな快音や、にわかに立ち上る白煙のライブ感を計算していないわけがありません。

肉ならずとも、きゅうりの浅漬けは「ポリポリ」と音がするからこその美味しさですし、ワイン漫画における、口の中でワインをくゆらすときの「クリュクリュクリュ」という擬音的なコマ描写も、もはや定番です。

「ソニッククリスプ」という有名な研究を見ると、「味わいと音」の関係性がいかに緊密かが手に取るようにわかります。「ソニッククリスプ」とは、2008年にマシミリアーノ・ザンピーニと、チャールズ・スペンスという二人の研究者が行った研究のこと。イグ・ノーベル賞を受賞したことで一躍話題となったので、知っている方もいるかもしれません。

この研究では、ポテトチップス（日本でも見かける、プリングルス社の円筒に入った商品）を食べたときの「パリパリ」という音の感じ方が調べられました。実験の内容は、ポテトチップスを前歯でかじってもらい、そのパリパリ感（新鮮さ）を評価してもらうというものです。実験参加者にはヘッドフォンで耳を覆ってもらい、そのヘッドフォンからは、ポテトチップスを噛む音（咀嚼音）を流します。ポテトチップスを噛むとき、実験参加者にいろいろな種類の咀嚼音を聞かせると、聞いている音によってポテトチップスの「食感」が変化するのではないかという実験でした。

実験の結果は、非常に興味深いものでした。何枚か食べる実験の最初から最後まで同じポテトチップスをかじっているにもかかわらず、**「パリパリ」という高周波の音域が強調された咀嚼音を聞いているときは、かじっているポテトチップスがよりパリパリに感じられる**傾向にあったのです。

実験参加者は「高周波が強調された音」や「低周波が強調された音」など、数種類の音を聞きながら、毎回同じポテトチップスをかじりました。ところが、ほとんどの実験参加者は**食べているものがずっと同じだと気づかず、**湿気ったものや、パリパリのものなど、複数のポテトチップスをかじっていると錯覚してしまいました。

この実験結果は、私たちが感じる味わいや食感が、食材や味そのものではなく、**音のような周囲の環境の情報によって、簡単にねじ曲げられてしまうこと**を雄弁に語っていると言えるでしょう。

パッケージは「味わい」の代弁者

食べ物や飲み物の見た目が、味わいにとって重要であることは、いまさら説明の必要はないでしょう。料理系のインスタグラマーが、「何を作るか」と同じくらい「いかに美味しそうに見せるか」を追求しているのは周知の事実ですし、一般の方々であっても、SNSに料理写真を投稿する際には、多少なりとも見た目にこだわるはずです。

視覚が味わいに与える影響は、食べ物自体の見た目に留まりません。食品メーカーは、食べ物のパッケージにも、味わいを伝えるさまざまな工夫を凝らしています。

食品というものは、商品の価値を消費者に体験してもらうという意味において、「試食してもらう」以外の方法がありません。ゆえに、パッケージを通して「その食品がどういう味わいなのか」を伝える必要があります。もちろん、味わいを上手に伝えるパッケージが完成したとしても、陳列棚の中で競合の商品に埋もれてしまっては元の木阿弥。**パッケージのデザインは、敵を出し抜きつつ自分を活かす、まさに現代の戦場なのです。**

私が大学生時代に受けた講義で、いまでも印象に残っている「パッケージデザイン」の話があります。ある日の講義で先生が、学生たちに問いかけました。

「ペットボトルのお茶のパッケージにおいて、もっとも重要なことはなんだと思う？」

学生からはさまざまな意見が出ます。色？ 円筒形の形？ 成分表示の見やすさ？ 片手で持てる大きさであること？ ブランドのロゴマーク？ 冷えやすい形であること？ 商品のフォントや文字の太さ？ 中には「バーコードが読み取れること！」なんていう変化球を狙った学生もいましたが、もちろんこれらはすべて不正解。

先生が示した見解は**「お茶のパッケージに求められるもっとも大事な要素は、〝そのペットボトルがお茶である〟と消費者に伝わること」**でした。

たしかに、白一色のパッケージにひと文字、たとえば「風」とだけ書かれていたとして、それがどんなにデザイン的に優れていたとしても、中身がコーヒーなのかお茶なのか、はたまたスポーツドリンクなのかがわからなければ、食品パッケージとして成立しません。いま思えば、当時の先生の話は、パッケージデザインが「味わい」を伝えるためのコミュニケーションであることを、端的に教えてくれていたのです。

ウーロン茶を色で表すとしたら？

以前、「味」が持つ視覚的イメージについて、ある実験をしました。内容は、大学生を対象として「味わいから思い浮かんだ色を問う」というものです。実験で使ったのは、五種類のお茶。どんな種類のお茶が出てくるかは、事前に伝えていません。お茶は紙コップで出しますが、飲むときに中身が見えないように、穴付きの蓋をかぶせます。

実験参加者に飲んでもらうのは、緑茶、麦茶、烏龍茶、十六種雑穀茶、無糖の紅茶の五種類。いずれも市販のペットボトル飲料から注いだもので、誰もが一度は飲んだことのある代表的な銘柄でした。しかし、実験後のアンケートで驚いたのは**「味の違いがよ**

くわからなかった」というコメントが多かったことです。とくに、麦茶と十六種雑穀茶が同じような味に感じた人が多く、緑茶と烏龍茶も似ていたという報告が上がりました。

それはさておき、実験の主旨は「味と色の印象の関係性を探る」というもの。たとえば「お茶の甘味が強まるほど、赤色のイメージが強くなる」というような**「味と色」のイメージの組み合わせを明らかにする**のが狙いです。

実験では事前に味覚センサーで、五つのお茶の味のデータを計測しておきます。そしてそれぞれのお茶を口にした実験参加者の、味と色のイメージをつなぎ合わせる分析を行いました。結果として、（論文にできるほどきれいな傾向は見られませんでしたが）味と色のイメージについて、一定の傾向が浮かび上がりました。

以下がその実験結果となりますが、表記を「緑茶」ではなく、まどろっこしく「緑茶の味」などとしているのは、被験者がブラインドでテイスティングをしているためです。

それでは、味と色の相関性をざっくりと見てみましょう。

味と色のイメージ実験の結果

・お茶の渋味が強いほど、青色と紫色のイメージが強くなる
・お茶の渋味が強いほど、白色のイメージが弱くなる
・お茶の苦味が強いほど、黒色のイメージが強くなる
・麦茶と雑穀茶の味は白色のイメージが強く、色としては緑色ではない
・緑茶の味は、白色と黄色のイメージではない
・烏龍茶の味は、黒と紫のイメージが強い

実験データからは、このような傾向が見られました。実際にテイスティングしてみないとわかりづらいかもしれませんが、皆さんのイメージとは合致しましたか？

私自身のイメージでは、「渋い味」というと「白色」が思い浮かびますが、多くの人にとってはそうではなく「青色」や「紫色」のイメージが強いようです。一方で、苦味が強いほど「黒色」のイメージが強くなるというのは、なんとなく同意できます。個人的に面白いと思ったのは、**「烏龍茶の味は黒色と紫色のイメージが強い」**という点でし

〈写真2〉飲料メーカー各社の烏龍茶のパッケージ

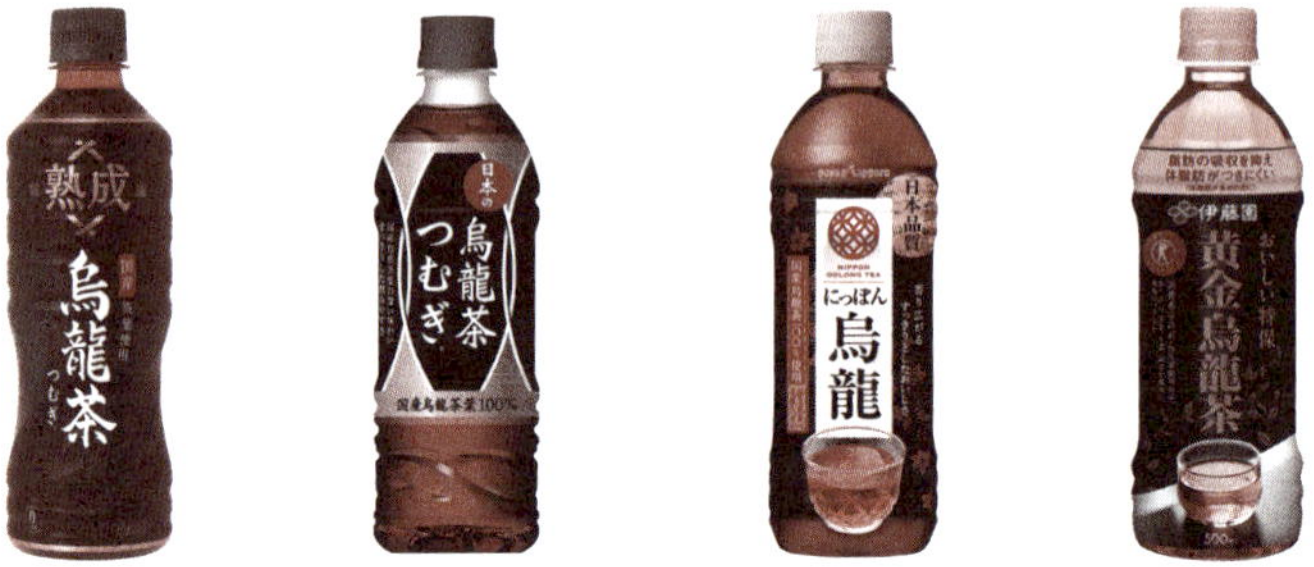

日本コカ・コーラ
『熟成烏龍茶つむぎ』

日本コカ・コーラ
『日本の烏龍茶 つむぎ』

ポッカサッポロフード
&ビバレッジ
『にっぽん烏龍』

伊藤園
『黄金烏龍茶』

ようか。

烏龍茶のパッケージと聞いて、まず思いつくのはサントリーの茶色とシルバーのデザイン。ところが2015年に相次いで誕生した伊藤園の『黄金烏龍茶』と、ポッカサッポロフード&ビバレッジの『にっぽん烏龍』の二銘柄が、これまでの烏龍茶のパッケージデザインに新たな風を吹き込みます。

新参となるふたつの烏龍茶が、**いずれもパッケージに青系統の色を採用したのです。**二社の試みは、茶色のパッケージがスタンダードだった烏龍茶のイメージを覆すものでしたが、「烏龍茶の味は紫色」という実験結果を鑑みると、必ずしも奇をてらっていたわけではないのかもしれません。

事実、前述の二銘柄をきっかけに「烏龍茶×濃い青色のパッケージ」「烏龍茶×紫色パッケージ」という組み合わせは波及。2016年には日本コカ・コーラの『日本の烏龍茶 つむぎ』などがその流れを汲み、**濃紺のパッケージは〝新世代烏龍茶〟の代名詞**とも言えるものとなりました。

ちなみに2017年に日本コカ・コーラの『日本の烏龍茶 つむぎ』は、『熟成烏龍茶つむぎ』へとリニューアルを果たしましたが、ここではより紫色に近いパッケージデザインとなっています。もし、私の実験が味と色のイメージを捉えられていたとするならば、今後、紫色をまとった烏龍茶のパッケージが増えていくかもしれません。

トップダウン情報に負けるな！

ここまでに、たくさんのページを割いて〝味〟と〝風味〟そして〝味わい〟の違いを明確化してきましたが、その理由は、本書が「味（風味）」のわかる大人」を目指すための本だからです。言葉を変えれば、ソムリエやGACKTさんを目指すなら、**〝味わい〟すなわち環境や見た目によって左右されない〝本物の味覚〟が必要になる**ということです。

とはいえ、前項までに説明したように、私たちは温度によって感じやすい味が変化するほか、視覚や聴覚によっても、味わいに対する印象が変わってしまいます。

過去には「ワインの専門家であっても、見た目に騙される」という実験結果が出て、業界内で話題になったことがあります。実験を行ったのは、ワインの本場、フランスのボルドー大学。ワインの醸造を専門に研究する醸造科を持つこの大学で、あるユニークな実験が行われました。

その実験とは、ワイン醸造を専門に学ぶ学生にワインをテイスティングさせて、その表現を分析するというもの。ここまでは、一般的なテイスティングと同様ですが、ひとつだけ仕掛けがありました。それは「白ワインに無味無臭の赤い色素（ブドウに含まれるアントシアン）を加え、見た目を赤ワインにする」というもの。そのほかの詳細は割愛しますが、この実験の真の目的は**「赤ワインの見た目に惑わされず、きちんと味や香りを評価できるか」**だったのです。

前述の通り、実験参加者はワインのテイスティングに関して、一般人のレベルを大きく上回っている学生たちでしたが、蓋を開けてみると、**〝見た目が赤い白ワイン〟の味**

の評価に、多くの学生が「赤ワインの評価用語」を使いました。これは、視覚の影響を受けず、目の前の食品を味や風味だけで適切に評価することの難しさを示す、わかりやすい例と言えるでしょう。

ちなみに食品の外観や、パッケージに描かれたイラスト、文字情報は「トップダウン情報」と呼ばれます。逆に、実際の体感――舌や鼻のセンサーから上がってくる味や香りの情報は「ボトムアップ情報」と呼ばれますが、もともと味覚は、前者に影響を受けやすい傾向にあります。つまり、味覚に限って言えば「人間は見た目や音に騙されやすい生き物」と言えますが、そこにはきちんとした理由があります。端的に言うと**「味覚は生体にとって、毒物を見分ける最後のセンサーだから」**です。

たとえば、山の中に「毒キノコ」が生えていたとして、食べても大丈夫かどうかの判断を「ボトムアップ情報＝味覚」だけに頼っていたらどうなるでしょう？　おそらく人類は、すぐに滅亡してしまいます。むしろ、そういったシーンでこそ「トップダウン情報＝見た目」が必要になるわけで、逆説的になりますが、**人類が視聴覚を基軸感覚とする知的生命体である以上、味覚は「騙される」運命から逃れられないのです。**

といっても、本書の目的は「味（風味）のわかる大人」になることですから、私たちはこの運命に抗う必要があります。どれほど「うつわの外」の情報が強くても、どれほど耳元でパリパリした音をかき鳴らされても、**甘いものは甘く、湿ったものは湿って感じなければなりません。**

第三章では、自分の中にブレない軸を作るための「テイスティング」の方法もしっかりと紹介します。私たちが最終的に行うべき作業は、正確な味を捉えつつ、「うつわの外」や環境の情報に気を配ること。この主従関係を見誤らないようにしたいものです。

「舌の部位」と、感じる味の関係性

第三章からは「テイスティング」について言及していきますが、その前に本章の締めとして、「舌と味覚」の関係性について簡単に触れておきましょう。

皆さんは、「味覚地図」という言葉をご存じでしょうか。

19世紀の後半ごろから唱えられ、ひと昔前まである程度有力とされていた「舌の部位と感じる味」に関する見解で、簡単に言うと**「舌の部位によって感じる味が違う」という説**のこと。

この「味覚地図」、従来は舌の先のほうで感じるのが甘味、舌の奥で感じるのが苦味とされており、実際のところ、この説は私たちの感覚に寄り添ったものでした。しかし、**現在はほぼ真逆の見解になっており、「舌は、いろいろな場所でさまざまな味を感じている」とされています。**どうやら、旧来の「舌は特定の部位で特定の味のみを感じる」という説は間違いだったようですが、私たちの体感と照らし合わせると、納得できる部分もあります。

実際のところ、ウルメイワシの一夜干しを食べると、舌の両側がぎゅっと締め付けられるように感じますし、「ビールは喉で味わう」というのは、飲んだくれの公式見解です。

したがって、「部位ごとに感じる味が決まっている」という考えが間違っていたとしても、**「舌の中で、いくつかの部位に分かれて味を感じる」**という点は、味わいの感受性を高めるための重要ポイントになりそうな気がします。

食べ物や飲み物を口にしたとき、私たちは舌の先でどんな味を感じて、奥のほうにはどんな味が広がっていくのか。それを体感として意識することは、舌の上の感覚を精緻に描き出すうえで必須のスキルと言えそうです。

それを踏まえて次章では、人間の舌の構造について言及しつつ、より正確な味を捉えるためのテクニックやテイスティング方法をお伝えしていきます。

第3章

「空間と時間」の意識を持てば、料理の味は別物に変わる

飲み方の重要性を知った日

私が日本酒の「味わい表現」の研究を始めたのは、大学三年生の冬に実家に帰省した際、父親から「利き酒」、いわゆるテイスティングの方法を教えてもらったことがきっかけです。

本章の本題に移る前に、まずは大学三年生当時に私が習得した「日本酒のテイスティング方法」を紹介しましょう。基本的には、以下のような流れになります。

❶おちょこに日本酒を注ぐ
❷飲む前に「ふうー」と、肺の中の息を吐ききる
❸熱いお茶をすするようにして、日本酒をズズッと音を立てながら口に含む。このとき、息を深く吸い込むようにして、香気を肺に満たすことを意識する

❹一拍息を止め、鼻の奥から鼻先に抜くように「フーン」と息を吐く

私がこの四つのステップを初めて体験したとき、何も意識せずに日本酒を飲んでいたそれまでとはまったく違う、**まるで鼻がふたつになったかのような錯覚を覚えました。**

当時の私は、これに大きな衝撃を受け、それ以来、日本酒の「風味」をより深く感じるための方法論と、「味」や「風味」そして「味わい」を言葉にするための研究にのめりこむようになったのです。

こういった風味を知るための手法は、日本酒だけでなく、**あらゆる食べ物や飲み物に応用できます。**ワインやコーヒーはもちろん、アレンジ次第でチョコレートやラーメンのテイスティングだって可能です。ここからは、人間が風味を感じるメカニズムを掘り下げながら、テイスティングの方法について解説していきます。

「香り」はふたつの経路で感じろ！

私が教えてもらった利き酒の方法は、日本酒のテイスターの間では一般的なものでし

た。おちょこから飲むときに啜るのではなく、口に入れた後でズズッと音を立てるというやり方もありますが、どちらにしてもポイントは「酒に空気を含ませる」という点。

そして、日本酒を味わう際のポイントは、「鼻に抜ける香り」にあると言われますが、これも日本酒に限った話ではありません。あらゆる食べ物、飲み物の風味を感じる際、**もっとも重要なのが「鼻に抜ける香り」と言っても過言ではないでしょう。**

では、この「鼻に抜ける香り」とは、どういったものなのか。

香りの話を進めるうえで、少しだけ「香りの感覚センサー」について確認しておきましょう。

第二章でも軽く触れましたが、私たち人間は、食べ物の味を舌の上の「味覚受容器（味蕾）」で感じます。一方で、香りそのものは、鼻の奥の部位で感じることになります。私たちは呼吸のたびに、**鼻の中の空間（鼻腔）の奥のほうにある、「嗅上皮」という部分で香りを感じ取ります。**鼻の穴から空気を吸った際、その空気中に含まれるにおい物質は「嗅上皮」にもたらされ、嗅細胞でキャッチされるわけです。

ちなみに、さきほど日本酒を味わうポイントは「鼻に抜ける香り」と言いましたが、この「鼻に抜ける香り」は、息を吸うことで体感できるものではありません。嗅上皮に空気がもたらされる道筋は、全部でふたつあります。

ひとつは、鼻の穴で吸った空気が「鼻腔の前側から嗅上皮に到達する」という一般的な呼吸の道筋。これがいま説明した、空気に含まれるニオイ分子を感じるときのパターン。

そしてもうひとつが、日本酒を飲み込んだときの空気が、口の奥から鼻に流れ込むという「鼻腔の後ろ側から嗅上皮に到達する」という道筋です。

この道筋は、唾液を飲み込むだけでも感じられます。唾液をゴクリと飲み込むと、わずかに「フン」と、鼻から外に抜け出る空気がそれです。

冒頭の利き酒の手順❹で触れた、日本酒を口に含んだあとに一拍息を止め、鼻の奥から鼻先に抜くように「フーン」と息を吐く作業は、**この「後ろ側」からの香りを増幅させるためのものなのです。**

〈図3〉は、ふたつの香りの経路を示したものです。香りの経路のひとつ目は、お皿の上の料理や、グラスに入っているワインの香りを鼻の穴で感じる「前側からの経路」のこと。〈図3〉で言うところの①の経路から取り込む香りを、専門用語で「オルソネー

〈図3〉嗅上皮に空気がもたらされるふたつの道筋

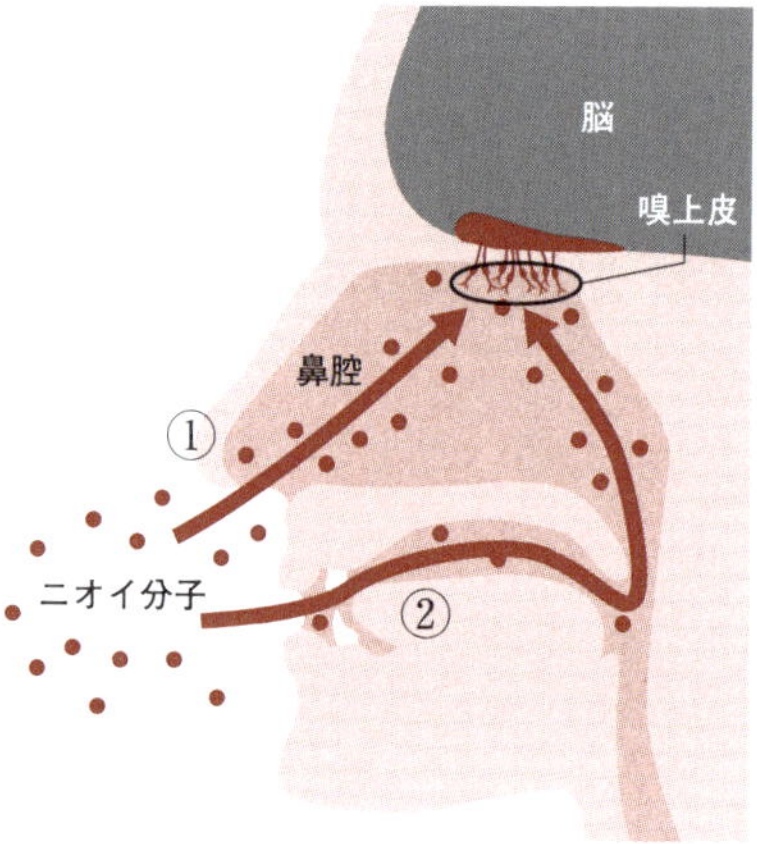

ザル」と呼びます。

そしてもうひとつは、「後ろ側からの経路」。つまり食べ物を飲み込んだときに体感できる、口の奥から立ち上がってくる香りのこと。〈図3〉の②にあたる経路を「レトロネーザル」と呼びます。

そして**「レトロネーザル」は、食べ物や飲み物の「風味」を感じ取るうえで、非常に重要な役割を持ちます。**たとえば、ひとつのパッケージ内に複数の味が用意されている、フルーツ系のグミなどでこんな実験をすると、よりわかりやすく体感できると思います。

まず、指で鼻をつまんで空気が抜けないようにし、目をつぶってグミをひと粒だけ口に放り込んで噛みます。このとき、甘味や酸味くらいは感じるかもしれませんが、何味のグミかは、わからないはずです。しかし、**鼻をつまんでいた指をパッと離した途端、口の中いっぱいにブドウやオレンジといったフルーツの香りが広がります。**これこそが「レトロネーザル」です。

人間の嗅覚は犬に負けていなかった

先ほど説明した「レトロネーザル」は、動物の中でも人間だけに与えられた能力です。

たとえば犬は「人間の何倍も嗅覚が優れている」なんて言われますが、犬があちこちをクンクンと嗅ぎ回っても、実際に感覚できるのは、前からの経路を辿った「オルソネーザル」だけ。

「レトロネーザル」が人間にしか感じられない理由は、呼吸方法にあります。人間はご存じの通り、口と鼻で呼吸を行いますが、それ以外の哺乳類はほとんどが鼻呼吸のみ。多くの哺乳類は、体の構造自体も「鼻から気道への空気の道」と「口から食道への食べ物の道」が、ほぼ明確に「二本の管」として分かれているようです。

ところが人間は、口から「空気と食べ物」の両方を取り込むことができます。〈図3〉を見るとわかる通り、人間は「のどちんこ」のあたりで**口からの空気と鼻からの空気が一本の管に合流します。**この、「気道」と「食道」がひとつになる構造のせいで、私たちは気管にお茶が入ってむせてしまうこともありますが、その代わりに口呼吸や、舌や唇を使ったより複雑な言語発音、そして「レトロネーザル」を獲得できたのです。

以降では、「味（風味）がわかる大人」を目指すための実践作業を行いますが、たったいま「レトロネーザル」という概念を手に入れた皆さんは、これまで通り、漫然と風味を感じていてはいけません。「オルソネーザル」と「レトロネーザル」は、まったく異なる香りの印象をもたらすことが多いので、**味や風味を細かく分析するにはその両方が必須となるのです。**

舌を分割し、役割を持たせる

第二章の最後で「舌の先でどんな味を感じて、奥のほうにはどんな味が広がっていくのか。それを体感として意識することが大事」と書きました。では、私たちが具体的にそれを実現するには、どうすればよいのでしょうか？　最初のステップとして、まずは**「舌をいくつかの部位に分ける」**という感覚を身につける必要があります。

野球のピッチャーは、コントロール能力が上がるにつれ、ストライクゾーンの狙いを分割できるようになると言います。「内角・外角」の二分割で狙うレベルから、それに「高め・低め」を掛け合わせた四分割のレベル。さらには九分割、十六分割というように、ストライクゾーンをより細かく区分けして、そこを狙って球を投げ込むイメージです。

味を感じる舌の部位についても、これと同じようなことが言えます。舌の感覚が研ぎ澄まされると、**どのあたりでどんな味を感じるかが、微細に把握できるようになります。**

私が数人の研究者と一緒に日本酒を飲み、体感した味わいの記述をまとめた「日本酒の言語表現データ（約10万語）」では、「舌先」「舌先の脇」「舌の先のほう」のような微妙な違いを含めると、実に100以上もの「口中部位」を指摘する言葉が見られました。

ただし、これは数人の個人的見解をまとめたものなので、実際に口の中を100以上に分割できるかはわかりません。そこで皆さんにはまず、**「舌の先」「舌の中央」「舌の両側」「舌の奥」という四つの部位**を意識してもらいたいと思います。

たとえば日本酒を飲んだとき「舌先にフルーツっぽい酸味、喉の入り口でほんのり苦味……」というように、四つの部位で味を捉えます。それぞれのエリアを意識しながら、白紙の「味覚地図」を自分で塗り絵していくのです。**同じ銘柄の日本酒を何人かで飲んだとしても、人によって感じる味は異なります。**ですから、自分だけの感覚と向き合って、前述の四つの部位で感じる味に集中してみてください。


味の感じ方や表現に正解はない、というのがこの本の基本的なスタンスですが、とくに**口の中の部位ごとの味の感じ方、表現の自由度はかなり大きいと言えます。**というのも、味わい表現のプロフェッショナルであるソムリエでも、口の中の部位について言及することはほとんどないからです。

ワイン雑誌における「ワインの味」を評価した銘柄別のレビュー文を集めたデータベース（約20万語）を見てみても、「舌」という単語を含むものは「舌触り」という言葉だけで、テクスチャについて触れるくらいしか用例が見当たりません。ごくまれに「舌を覆うような渋味」という言い回しが見られるくらいです。

これはおそらく、ワインの表現は、**「客観的」であることが求められるから**だと推測します。「どんな香りが含まれているか」を、ある程度決まったテイスティングワードの中で指摘するがゆえ、「口内のどの部分でどういう味を感じたか」といった、個人的な感覚は重要視されないのでしょう。

しかし、本書で私たちが目指すのは、まさにこの「〝個人的な感覚〟をどう言語化し、ラベル分けするか」です。言うまでもなく、**ソムリエの表現に口中部位がないからとい**

って、ひるむ必要はまったくありません。むしろ「舌の先」から「舌の奥」までを意識的に使ったうえで、どのようなアウトプットをするべきかを、私自身が記録した味のメモ帳（テイスティングノート）の記述例を交えながら掘り下げていきたいと思います。

「舌の先」の役割と意外なお家芸

「舌の先」は、食べ物を咀嚼する際、**口の中をかき混ぜるマドラーのような働きをします。**少し分厚い肉を噛むときに、舌の先の動きを意識してみてください。肉の表面だけでなく、繊維をかき分けて内側に入り込むような動きをしているはずです。舌の先は、そのほかの部位に比べてよく動くので、**味を感じ取るためのセンサーとして機能します。**

ちなみに舌の先の感覚が重要なのは、肉やラーメンといった、食べ物ばかりではありません。舌の先をよりよく使えるようになるために、お酒好きの方にぜひ覚えておいてほしいことがあります。それは舌の先で**「発泡感を感じること」**です。

発泡感のあるワインと言えば、シャンパンやスパークリングワイン。日本酒にも、酵母の働きから生まれた天然の炭酸ガスが含まれるお酒があります。発泡感がわかりやすい、これらの飲みものを口にした場合は、舌の先に限らず、舌全体で泡の刺激が感じ取れます。しかし、たとえば「生酒」という、加熱殺菌をしていない製法の日本酒などの場合は、「スパークリング」とラベルには書いていないけれど、ごく微細な発泡のガス感を含んでいます。こういったお酒の、**ごく微細な発泡感を捉えるのは、舌の先のお家芸。**わずかな発泡感を持つ日本酒を飲んだ際、私はテイスティングノートに、以下のように記述したことがあります。言語化の一例として、参考にしてもらえればと思います。

水のようにたっぷりと入ってくる。旨味、酸味ベースのキレのある味わいだがフレッシュ感もあり、つぶつぶとした繊細な発泡感が舌先を丸く包む。舌の上で空気を含ませると、洋梨の皮の内側のような青い香りが広がる。舌の上の水はけがよく、アルコール感とともに渋さ苦さが舌全体に長残りする。

（酔鯨　特別純米しぼりたて生）

鈍感な「舌の中央」で何をする？

「舌の中央」と聞くと、「味を感じる細胞がたくさんあって、いろいろな細かい味を感じ取れそう」と思いますよね。ところが、先ほどから何度か紹介している味覚受容器「味蕾」の分布を調べると、意外なことに舌の真ん中あたりには、**それほど多くは存在していないことがわかります〈図４〉**。

鏡で舌を見ると、白っぽい繊毛のようなものが全体を覆っているのがわかります。この繊毛は「糸状乳頭」と呼ばれ、アイスクリームをなめるときのように、食べ物をこそげ取り、咀嚼を助ける働きをします。同時に糸状乳頭は、舌の感覚を鋭敏にする働きもあるのですが、**そこに味蕾はありません。**舌の全体を覆っているので、これが味蕾ではないかと勘違いしそうですが、さにあらず。

舌をもう一度鏡で見てみてください。糸状乳頭で覆われた舌の中に少しだけ、赤っぽ

〈図4〉味蕾の分布図

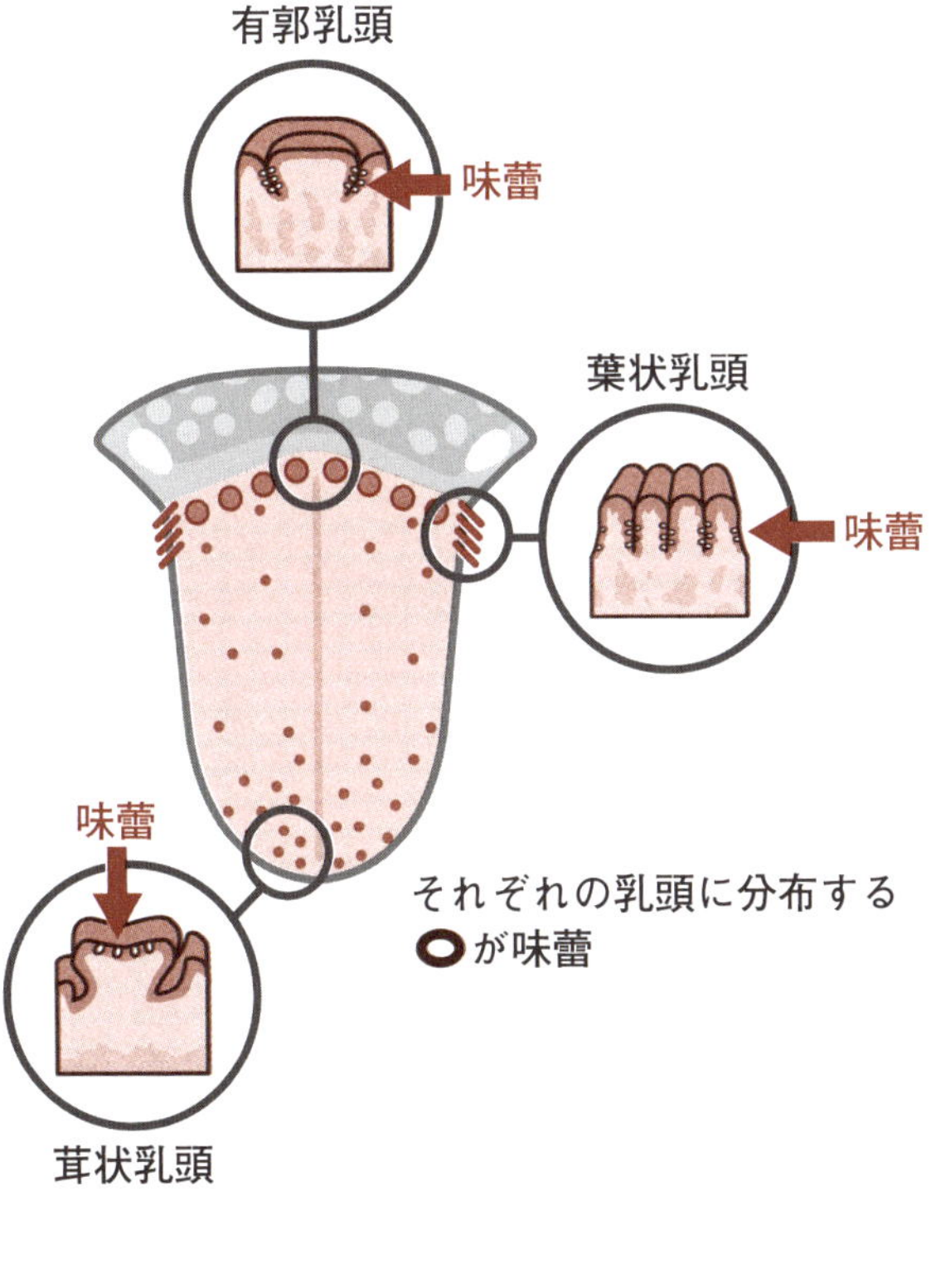

くて丸いポツポツがあるはずです。このポツポツは「茸状乳頭」と呼ばれ、顕微鏡で見ると、その名の通りキノコのような形をしています。**実を言うと味蕾は、このキノコの「傘」の部分に存在しているのです。**鏡を凝視するとわかりますが、この赤いポツポツ、舌の先にはたくさん並んでいるものの、舌の中央には数えられるくらいしかありません。すなわち舌の中央は、**「味蕾が少ない＝味の感覚が鈍い」**ということになります。

解剖学的には、舌の中央に味蕾がさほど存在しないのは事実ですが、私たちは体感として舌の中央でも味を感じますし、舌の中央を〝使えない部位〟として切り捨てるのは、あまりにもったいないと思います。では、舌の中央に任せられる役割とはどんなものか。それはずばり、**味の「形」と「動き」**です。味が持つ形や動きを捉えることは、味わいを言語化するうえで必須のスキルと言えます。

まず、「味の形」についてですが、皆さんも「まろやかな味」や「ざらついた味」なんていう表現を耳にしたことがあると思います。味の形というのは、こうしたテクスチャ（舌触り）に近い感覚です。たとえば、コントレックスなどの「硬水」を飲むと、舌の上で「重さ」や「液体のまとまり」のようなものを感じます。あるいは、美味しい日本酒を飲んだとき、味がベタッと広がるのではなく、甘味と酸味がお互いに引き立てあい、引き締めあって、舌の上に立体的な味を形成することがあります。こうした感覚こそが、いわゆる「味の形」に相当します。

続いて「味の動き」ですが、ここで言う味の動きのイメージとは、食べ物や飲み物が物理的に口の中で循環することではなく、もう少し抽象的な意味合いのもの。舌の中央をメインステージとして感じる、**「味の躍動感」あるいは「味の空間的な広がり」や、「喉の奥のほうへと進んでいく勢い」**のようなものだと考えてください。

私のテイスティングノートから抜粋した以下の用例では、舌の中央で甘味がふくらむ様子を表現しています。味がふくらむ様子といっても「ゆったり開く」や「蕾が開くように」など、感じる大きさや勢いはさまざま。逆に「ぱっと」開いたり、「花火のように」ふくらむお酒もあります。舌の中央を使って味の形や動きを感じ取ることができれば、**口の中で生み出される「躍動感」や「生命感」を楽しめるようになるはずです。**

さらさらとした粉で撫でるような、小さく弱めの発泡感。発泡感と柔らかな酸が入り口をすぼめつつ、舌の中盤からゆったりとなめらかな甘味が、蕾が開くようにふくらんでくる。盛り上がるようなメロン系の旨味の厚みもあるが、舌の表面で酸味が静電気のように引っ張って上方向への広がりを抑えている。

（賀茂緑）

展開力を引き出す「舌の両側」

「舌の両側」は、専門的には「舌縁部」と言いますが、その構造上、前方と後方のふたつに分けることができます。このうち「後方の舌縁部」は、**旨味の味覚感度が高い部位**であることが実験によって示されています。さらに言うと、前方後方を問わず、舌のサイドは酸味も甘味も渋味も感じられます。

そんなユーティリティな舌の両側では、**味の「輪郭」と「広がり」を感じ取ってください。**「味の輪郭」は、**「広がり方の様子」と言い換えればイメージしやすいでしょう。**「輪郭」そのものは、言葉で説明するのが難しいのですが、日本酒で言うならば、「舌の上でクッとまとまって、舌を動かしても形を保つ」ような銘柄が、「輪郭のあるお酒」ということになります。あなたがもし、日本酒を口に含んだ際、形を縁取るような線を感じたり、味が球体や箱に入っているような感覚が得られたときは、「味の輪郭が感じられる」と表現してよいでしょう。

一方で、「広がり」のあるお酒というのは、口の中で「ぽわっと、気体のように広がる」タイプのもの。**舌の中央で感じた形や動きが、両サイドに向かってどう展開するか**を意識すれば、味の広がりは簡単に捉えられるでしょう。サッカーでも、中央突破の一辺倒になるよりも両サイドを攻撃の起点とすることで、よりフィールドの空間を広く、効率的に使うことができます。

味に関しても同じで、舌を一枚の板として使うのではなく、中央とサイドに分けて味を捉えることで、**空間的な広がりが何倍にも感じられるようになるはずです**。私のテイスティングノートでは、味の輪郭や舌の両側の体感について、たとえばこんな風に書き出しています。

くっきりと円筒形でお酒が入ってくる。ふちどりは丸く、酸味がベースの味。そこから翼を広げるように、サラリとした白い渋味のアルコール感がサイドに染み出す。飲み込む瞬間には、舌の付け根にざらつきが芽生える。舌の上で空気を含ませると、濃く辛い香気が鼻に当たる。軽い味わいで、すいすい飲めるが、きちんと味の変化や味の要素が感じられるので単調さがなくて心地よい。

（加賀鳶純米大吟醸）

味の最後を捉える「舌の奥」

口内における味蕾の分布を調べた研究によると、「舌の前方」には全体個数の20％ほどしか存在しておらず、**全体個数の約50％が「舌の後方」にあるという結果が出ています。**

再度、鏡で自分の舌を見てほしいのですが、舌のいちばん奥のほうに横一列に並んでいる、やや大きなツブツブ（有郭乳頭）の部分。そして舌の付け根にほど近い、奥のほうの側面。やや舌をねじって裏返すようにすると見える、ギザギザした溝のような部分（葉状乳頭）。この三カ所、すなわち舌の奥に味蕾は集中しています。味蕾の数は、味を感じ取る能力と正比例するわけではありませんが、舌の奥に味蕾が多く分布していることは厳然たる事実。では、この部位には、どんな役割を与えるべきなのでしょうか。

前述の通り、味蕾は原則として「基本味」のすべてを感じることができますが、舌の部位ごとに「感じやすい味」の傾向は存在します。**舌の先のほうでは酸味や塩味を、舌の奥のほうでは苦味や酸味を感じやすい**というのが、現在の一般的な見解です。舌の奥のほうは、動物にとって有害なもの（「苦味」＝「毒」、「酸味」＝「腐敗」という関係性）を阻止する、最後の砦という意味合いがあるのかもしれません。

舌の奥のほうで感じる味として、とくに重要なのは**「飲み込む瞬間と後口」の風味**です。もし、お手元に飲み物があるならば、それを飲みながら体感してほしいのですが、口に含んだものを飲み込む瞬間、**舌の付け根のあたりがぐっと押し上げられる感覚**があると思います。

私が日本酒を味わう際は、このグッと押し上げられた部分で辛さを感じたり、後口に残る苦味や渋味を捉えるケースが少なくありません。

具体的な例として「加賀鳶 藍」という日本酒を飲んだときに私がテイスティングノ

ートに記したテキストを紹介しておきましょう。

上立ちがすでに旨い。ギュッとみずみずしく詰まった酸っぱいフルーツ。少しかたく、酸が立って主体だが、鍬でがーっとひっかくように渋味が谷をつくり、舌の表面が露出する。真ん中の畝の上の方はふるふるっと美味しい果実味が揺れている。飲み込む瞬間に渋味がカッと喉の奥に現れ、旨味のある味を持ち上げて切れ味が出る。余韻に米の旨い香りが鼻の上空に漂い、満足感につながる。

（加賀鳶純米大吟醸　藍）

味はひと粒で五度美味しい

味わいを精緻に捉え、表現するためには、舌の部位や鼻腔といった「空間の意識」と同様に「時間の意識」も重要となります。では、時間の意識とは、どういうことなのでしょう。端的に言うと「食べ物や飲み物を口に入れてから飲み込むまでの時間の流れ」と「それにともなう味の変化」を捉えるということです。

これを説明するのに一番わかりやすいのは、チョコレートの口溶けでしょう。舌の上にひと欠片を載せると、チョコレートは徐々に溶けていきます。溶ける前に感じていた舌触りと、溶け始めてからの滑らかさ、飲み込む瞬間の喉越し。「チョコレートの味（風味）」は、時間の経過とともに変わっていくはずです。

味や風味を構成する時間の流れは、基本的には「序盤」「中盤」「終盤」の三つに大別されますが、ここではより細かく五つのフェーズに分けたいと思います。概略を示すと**「口に入る瞬間」「中盤の味」「味の変化」「飲み込むときの味」「余韻」**となります。

口に入れ、味の本体を楽しむ

時間軸の表現は、一義的には「唇に触れてから喉に流し込むまで」ということになるなので、「唇」あるいは「舌先」から「喉」までという、これまでに触れてきた「空間の意識」とリンクする部分も多くなります。

食べ物や飲み物が「口に入る瞬間」だけにスポットライトを当てても、表現するべきことは山のようにあるはずです。お馴染みの言葉を借りるなら**「口当たり」**や**「舌触り」**、**そして「歯ざわり」**などといったワードがそれに相当します。**空間としては「唇」「舌先」「舌の前方」**がメインステージになります。

次に訪れる「中盤の味」は、言わば味の本体のこと。このフェーズでは、味そのものに意識を向けるのはもちろんですが、舌の動かし方や咀嚼の仕方によって味の印象が変わってくるので、食品に応じた口の動かし方が求められます。基本的なポイントは、舌を平べったくして味を感じるのではなく、**立体的に味をキャッチしていくことです。**「立体的に」というのは、食べ物であれば「噛むことによって生じる味わいを捉える」「素材の〝中〟の味を舌で探る」といった作業。飲み物であれば、「舌を泳がすように回し、味の重なりを捉える」といった作業になるでしょう。もちろん「中盤の味」だからといって、「舌先」や「舌の前方」の空間をおろそかにしていてはいけません。日本酒であれば、味の中盤で感じるジューシーな「酸味」が、踊るように舌の前方に回り込んでくる様を感じ取れます。また、頬の内側の粘膜で感じる「渋味」なども、ジャンルを問わず、味の印象形成の根幹をなすものとなります。

中盤以降は香りがポイントに

「味の変化」を敏感に捉えるうえで忘れてはならないのは、**口腔をポンプのように動かして、鼻に香気を送り込む作業です。**先ほど説明したように、口腔の内側から鼻腔に逆流する香り（レトロネーザル）を感じられるのは、人間だけが持つ特別な能力。

このレトロネーザルは、あらゆるテイスティングにおいて重視されています。日本酒であれば「鼻に抜ける香り」、ワインであれば「アフターフレーバー」と呼ばれるものが、これに相当します。ほかにも、チョコレートではゆっくりと舌で溶かしていって、半分くらい溶けたところでおもむろに噛むと、ふわっと広がる香りが楽しめるはずです。**これもレトロネーザルです。**

レトロネーザルをより深くつかまえるために、飲み物であればぜひ身につけたいスキルがあります。それが**「バブリング」と呼ばれるテクニックです。**バブリングは、口の中に飲み物がある状態で口をすぼめ、ズズッと音を立てて空気を吸い込み、その香気を鼻に抜くという技。

この技はワインはもとより、日本酒の利き酒でも使われるテクニックで、空気を含ませることによって新たな味を感じ取ることができます。ただし、アルコール飲料で行うとむせてしまうこともあるのでご注意を。バブリングのバリエーションとしては、本章の冒頭で紹介したような、口に入れるときに音を立てて啜り、鼻に抜いていくというやり方もあります。

四番目にやって来る「飲み込む瞬間」は、食べ物よりもむしろ、飲み物をテイスティングする際に重要となります。とくにこだわりたい飲み物といえば、やはりビールでしょう。**ビールはその瞬間を「喉越し」という専門用語で呼び、**「ビールは喉で飲む」という表現も一般に浸透しています。空間としては、喉の入り口から鼻の奥という、**口腔の後ろのほうがメインステージとなりますが、**もちろんこれもビールの独壇場ではありません。日本酒ではどうでしょうか。再度、私のテイスティングノートから用例を見てみましょう。

口当たりは、横綱土俵入りのような力強い入り。強いと思わせておいて、スカッと抜ける。舌の後ろ半分にあるはずの旨味や骨太さがスプリットフィンガードファストボールのようにすっと消えて、逆に口の空間の広さを感じる。飲み込む瞬間に喉元をほうきでさっさっと掃いたような渋味を感じ、それがこのひと口を最初から振り返るきっかけになる。

（「あづまみね」純米吟醸美山錦）

かなり感覚的な表現を含んでいるので、私以外の人が読んでも感覚を共有できないかもしれませんが、ここで注目してほしいのは「飲み込む瞬間に喉元を……」という部分です。

「舌の空間」のセクションでも言及しましたが、何かを飲み込む瞬間には、舌の付け根のほうがグッとせり上がり、日本酒の場合は、喉の入り口あたりに渋味や辛味が現れます。ビールや日本酒以外の食べ物でも、**飲み込む瞬間には「新たな味や風味」が生まれます。**「飲み込む」という動作には「鼻に抜ける空気」がともなうわけで、それがレトロネーザルを生み出すわけです。「飲み込む瞬間に生じる風味」もあれば、「飲み込むことによって消える風味」もあります。この**「出現と消失」を捉えること**が、このフェーズの重要なポイントとなるでしょう。

「余韻」を制するものが味を制す

五段階の時間の経過のアンカーを務めるのは「余韻を感じる」フェーズです。「余韻」

がとりわけ重視される食品といえば、ワインということになるでしょう。飲み込んだ後にも、**鼻の奥でモワモワと残響する感覚**は、優れたワインを口にした者だけが享受できる特権のようなもの。この余韻に関して、日本のトップソムリエとして知られる石田博さんは、次のように指摘しています。

味わいの要素でもっとも重要だと思うのは余韻である。特にソムリエにとって。すべての香りや味わいの要素はこの余韻に集約されていく。最後まで残る香りや味わいがそのワインを形容する個性をつくるわけだし、その個性に合わせて、温度、グラス、料理などとソムリエは動いていくからだ。強引な言い方をすると、味わいの余韻だけをしっかり捉えれば、他を見なくてもワインのサービスは十分にできるということである。

（中略）

そして、余韻の長さでワインの価値は決まる。もちろん、ものの価値というものは、人によって様々なものであるのだが、この場合価格という面において。

（eX-WINE Ishida Column 14）

これを読むと「余韻を感じる」というフェーズが、ワインにとっていかに大切かがわかりますが、日本酒やチョコレートにおいてもやはり余韻は、不可欠な味わいの要素となります。ワインに食べ合わせ（マリアージュ）があることは、誰もが知るところです。日本酒にも同じように料理との食べ合わせがあり、こちらは**「鼻に抜ける香り」のあとに残った香りで、料理との相性を判断するのが一般的。**

日本酒における食べ合わせの特徴は、料理との関係が対等ではなく、あくまでも料理の引き立て役として位置づけられることが多い点でしょう。「食中酒」という言葉があるように、料理の味の邪魔をせず、それでいて存在感も示せるお酒が求められるのです。

一方でチョコレートの余韻は、ワインや日本酒とは異なる特性を持ちます。ワインや日本酒は飲み込んでしまうと、味の本体、つまり液体そのものがほとんど舌の上に残りません。しかし、チョコレートは違います。

チョコレートは少しずつ溶けるうえに粘度が高いため、**飲み込んだあとにも、味が舌の上で展開し続けます。**舌の上で少し溶けた部分を一度飲み込み、その余韻を鼻で感じながら、残りのチョコレートをまた溶かしつつ味わうという、余韻と本体の味の重なりを楽しめます。逆に作り手側から見れば、噛んだときに滲み出る新たな味や香りを仕込むこともでき、「中盤の味」や「味の変化」を幾層にも分けて演出できるわけです。複数の時間の流れが幾重にも重なり、素晴らしい時間体験を生み出すチョコレートこそ、「味の時間軸を楽しむ」という行為にぴったりな食べ物なのかもしれません。

テイスティングを実践する

テイスティングに必要な基礎知識をひと通り蓄えたところで、食品ごとのテイスティングテクニックを紹介します。ここまでを読み進めた方は、おわかりだと思いますが、テイスティングの流れや方法は、ワイン、コーヒー、チョコレートなど、食品によって

「最適」とされる方法が異なります。

また、以降に記載する方法は、世間一般で広く行われているテイスティング方法なので、すべてを暗記し、実践していただいても構いません。しかし、繰り返しになりますが、本書はワインやコーヒーの知識を深めたり、銘柄ごとの味を分析するための本ではありません。ここまでに得た知識と、さまざまな食品のテイスティング方法をヒントに、**いまよりも精度の高い「味の物差し」を作ってもらうのが狙い**ですので、そこだけは見失わないようにしてください。

なお、日本酒のテイスティング方法については、本章の冒頭で紹介しましたので、以降では割愛しています。

ワインの銘柄ごとの違いを的確に捉える方法

多くの人が「テイスティング」と聞いて、真っ先に想像するのがワインでしょう。しかし、ひと口にテイスティングと言っても、その目的はさまざま。もっともイメージしやすいのは、レストランでひと口ぶんのワインを出されるシーンだと思いますが、あれは**「ワインの品質や保管状態が悪くないかをチェックするため」のもの。**それ以外にも「ワインに合うおつまみを見極めるため」「自分の好みのワインに巡り会うため」「飲みごろを予測するため」など、**立場や状況によっても目的は変わってきます。**では、さっそくその手順を紹介しましょう。

❶グラスに入ったワインの「外観（見た目）」をチェックし、その色調で熟成の度合いを判断する。同時に粘性や泡立ちなどもチェックする

❷スワリング（後述）を行い、グラスに鼻を近づけて「香り」を感じ取る。異臭がしないかなどの健全度をチェックするのはもちろん、香りの豊かさ、第一印象、アロマ、熟成度、複雑性というようなさまざまな項目を確認する

❸ワインを口に含んで「味」を感じ取る。ひと口目ではアルコールに負けて味がきつく感じてしまうので、ふた口目に集中してしっかりと味わいを感じ取る

ワインのテイスティングは、大まかには上記の三つのステップに集約されます。ただし、**それぞれの段階で知っておくべき情報は非常に多いと言えます。**

たとえば「外観」は、色調でその熟成の度合いを判断しますが、赤ワインの場合は「紫

がかった赤（若いワイン）」から徐々に紫が抜け、色味が暗くなって「オレンジがかった赤（熟成したワイン）」にたどり着きます。あるいは淡い色調のワインであれば軽いタイプ、濃い色調のワインは重いタイプであることが予測できます。また、赤ワインを少し傾けたときにワインがグラスを伝って垂れる様子からは、アルコール感や凝縮感を汲み取れます。白ワインでは、何もせずに置いてあるグラスの内側の壁面に、表面張力で持ち上がっている部分の厚み（ディスク）で判断することもあります。

外観のチェックに続く、「香り」を感じ取る作業も、ただ単に「匂いを嗅げばいい」というわけではありません。**「スワリング」と呼ばれる動作で空気とワインを触れ合わせることで酸化を促し、香りを開かせたり変化させたりしてからチェックします。**スワリングの手順についても軽く触れておくので、参考程度に頭に入れておいてください。

❶ワイングラスをテーブルに置く
❷親指と人差し指、中指で、グラスの脚の一番下、台の付け根をつまむようにおさえる
❸テーブルに小さな円を描くように、3〜5周くらい静かに回す

ちなみに**グラスを回すときには、反時計回りに回すのが基本です。**これは、勢い余ってワインが飛び出したときに、相手にかからないようにするためと言われています。

ワインを口に含んだときにチェックするべきポイントも複数ありますが、せっかくなので前述の「ベースの味とサブの味」を意識したいところです。ワインの場合は、**果実の甘味と酸味がベースの味、赤ワインではサブの味が渋味**でしたね。それから、口に含んだときに忘れてはならないのがレトロネーザル。鼻の後ろから抜ける香りとともに、鼻の奥で感じる「熱さ」でアルコール感を捉えるテクニックを紹介している本もあります。

コーヒーの銘柄ごとの違いを的確に捉える方法

日本酒やワインと同じく、コーヒーにも独自のテイスティング術があります。一般的に「カッピング」と呼ばれ、おもにコーヒーの業者や喫茶店などがコーヒー豆を仕入れる際、その特徴を把握するために行われます。ソムリエと同様、カッピングにも「カッパー」と呼ばれる専門家が存在し、全国大会や世界大会もあるのです。ちなみにカッピング自体はそれほど難しくはなく、自宅でも簡単に行えます。

用意するのは複数銘柄のコーヒー豆、お湯、計量カップ、豆を量るキッチンスケール、銘柄分のコーヒーカップ、スプーンを二本。あとは、おしゃれなコーヒーショップで豆を何種類か買えば準備完了です。

❶一銘柄につき12gの豆を用意し、コーヒーミルで中挽きにする（すでに挽いてある粉を使ってもOK）

❷それぞれのコーヒーカップに12g分の粉を入れる

❸粉の状態で「香り」の特徴を簡単にメモする

❹お湯を沸騰させ、93〜96℃くらいに落ち着いたら、すべてのカップにお湯を注ぐ。カップに注ぐお湯の量は、すべて統一する

❺粉をお湯に浸して一分ほど待ち、コーヒーのアク（クラスト）が浮いてきたら香りを確かめる。ここで揺らしたり、クラストを崩したりはしない

❻お湯を注いでから四分ほど経過したら、スプーンでコーヒーの液面を三回ほどかき混ぜ、粉を沈めるようにしてクラストを崩す。このときに立ち上る香りをチェ

ックする

❼液面に残った泡を、スプーン二本を使って取り除く

❽すべての銘柄のカップで同様の作業を行ったのち、テイスティングを実践する

❾スプーンでコーヒーをすくい、ズズッとすするように口に含み、鼻に抜ける香りを確かめる

❿香りや舌触りを記憶する。味が強すぎると思ったら、紙カップに吐き出しながら同様の作業を繰り返す

流れとしてはこのような感じになります。カッピングは、ドリップをしないぶん、コーヒー豆の油分や複雑味がフィルターに吸収されず、**ダイレクトな味わいを感じられる**はずです。もし実践する際は、**冷めていくときの味の変化にも注目してみるとよいでしょう。**

チョコレートの銘柄ごとの違いを的確に捉える方法

お手ごろ品から高級品まで、あらゆるバリエーションが存在するチョコレート。嗜好

品として市民権を得ているかどうかの判断材料のひとつ、テイスティングについても、テイスターのあいだで共通認識が出来あがりつつあるようです。チョコレートをテイスティングする際は、下記の手順によって「見た目」「音」「香り」「味」の四つをジャッジします。

❶包み紙を開いて色合いと表面のツヤをチェックする。ツヤがなくてベタついていたり、ブルームが出ているチョコレートは、風味が損なわれている可能性がある

❷チョコレートを割ったときの音をチェックする。「テンパリング」（溶かしたチョコレートを固めて成型する工程）が適正に行われた密度の高いチョコレートは「パキッ！」と澄んだ高い音がする

❸ひと口サイズに割ったチョコレートを両手で包むように持つ

❹チョコレートを鼻に近づけ、深呼吸するようにして香りを確認する

❺チョコレートを口に含み、舌の上でゆっくりと溶かす

❻舌に乗せた瞬間の口当たりから、体温でじわりと溶けていく様子を感じる

❼もとの大きさの半分から三分の一ほどになってきたら、ゆっくりと二、三回噛む

8 鼻の奥に広がる香りを感じ取りつつ、歯で噛んだときの感触、テクスチャや粉っぽさの有無を体感する

いかがでしょうか。チョコレートのテイスティングは、とくに最終段階で一気に忙しくなりますが、慣れれば簡単に実践できるはずです。ちなみに、**5**の段階でいきなり「噛む」パターンのテイスティング方法も存在しますが、いずれにしても、**溶かしたときと噛んだときの「味の変化」に注目することが大事。**最初に噛むタイプのテイスティングは、その後じっくりと溶かしながら味わうので、口溶けを重視する場合の手法とも言えるでしょう。

複雑な料理の味を捉えてこそ一流

ここまでテイスティング方法をご紹介してきた日本酒、ワイン、コーヒー、チョコレートの四つは、いわゆる「嗜好品」と呼ばれるものです。もちろん、お茶やウイスキー、シガレットなどのように、この本で取りあげたもの以外にも嗜好品はたくさんあります。

嗜好品は歴史的な背景を持っているものがほとんどで、香味の評価コンテストなどもたびたび開かれます。そのため、複数の銘柄を同一の基準で比較できるように、テイスティングの様式もある程度定まっています。

しかし、私たちは嗜好品ばかりを口にしているわけではありません。むしろ、毎日食べるものの中で嗜好品の占める割合はごくわずか。ＧＡＣＫＴさんにしてもトップソムリエにしても、一流の味覚の持ち主と呼ばれる人は、**ある特定の食品だけに敏感なわけではありません。**ＧＡＣＫＴさんを見ていると、どんな料理が出てきても自分なりの根拠をもって（言葉で説明して）正解にたどり着きますし、ソムリエもワインとさまざまな料理との相性を判断し、言葉で伝える能力を持っています。

つまり、「味（風味）のわかる大人」は、**いかなる食品であっても、その味わいを的確に捉えることができるのです。**しかし、ワインや日本酒とは違い、さまざまな具材で味が構成されている料理の味を緻密に感じ取るには、どのような点に着目すればよいのでしょう。

料理の種類は無数にあるので、当然ながらそのすべてを網羅する共通の手法はありません。しかし、前述のワインやチョコレートも含め、あらゆる食品を味わううえで、唯一共通しているポイントがあります。それは「着眼点をはっきりさせたうえで料理を味わう」ということ。

つまり、自分自身で料理ごとに**「どの部分に着眼するか」を決め、味わい方のルールを作っておく**ことで、常に同一の基準を持ったブレの少ないジャッジが行えるというわけです。

なお、味わい方のルール作りについては、前述のテイスティング方法からヒントを得るのがよいでしょう。たとえば、いきなり口に料理を運ぶのではなく、ワインのときのように外観や香りをチェックする。食器やカトラリーに気を配り、噛み方や舌の動かし方を意識する。もちろんレトロネーザルを捉えることや、余韻まで気を抜かないことも大事です。嗜好品のテイスティング方法をヒントに、独自の味わい方を見つけ出せば、**あなたが普段何気なく口にしている料理の味わいも、何倍も深く感じられるようになるはずです。**

今回は、前述の要素を踏まえ、スパイスカレーとラーメンのテイスティング方法を考えてみましたので紹介しておきましょう。さまざまな具材で構成される、複雑な味の料理をテイスティングする際の一例として、頭に入れておくと役に立つかもしれません。

スパイスカレーの味の違いを的確に捉える方法

スパイスカレーの味を的確につかむためには、さまざまな情報を加味する必要があります。情報の処理の仕方も、ワインやコーヒーのテイスティングとは異なってくるでしょう。スパイスカレーは、その味の演出の仕方において、とても自由度の高い料理です。**使うスパイス、食べ方、具材の種類によって、味は不規則に、かつ多彩に変化します。**だからこそ、スパイスカレーの味を判断するルールを、自分なりに構築していく必要があります。

それを踏まえ、基本的に必要だと思われる、スパイスカレーのテイスティングの手順を考えてみます。

❶外観をチェックする。全体的にどんな色合いなのか、その色合いを構成するスパ

イス、具材はどんなものなのかを予測する
❷お米で食べるのか、ナンで食べるのかによって味に違いが出るため、まずはスパイスカレーのルーのみを口に運ぶ
❸具材の種類を目と舌で確認し、それらがスパイスカレーにどんな影響を及ぼしているかを考えながら全体を味わう。使われているスパイスの味にも意識を向ける

前述の通り、スパイスカレー自体の味は、材料や食べ方によって大きく左右されます。つまり、**スパイスカレーのルーだけで決定されるわけではないということ。**ですから、直接スパイスカレーを味わう作業のほかに、「スプーンで食べたときの味と、手で食べたときの味の違い」や「米を合わせたときと、ナンを合わせたときの味の違い」も情報として蓄積していきたいところです。

そもそもスパイスカレーは、北インド風なのか、南インド風なのかといった、地域による味の違いはもちろん、スパイスの組み合わせによる味の違い、具材の煮込み時間による味の違いなど、食べただけでは把握できない情報も多いのが特徴。食べながら気づいたことを記録し、**可能であれば店員に質問してみたりして、判断材料へと昇華させて**

いくようにしてください。

ラーメンの味の違いを的確に捉える方法

ラーメンのテイスティングも、スパイスカレーと同様に多くの情報との戦いになります。無限に近いスープの種類、麺、具材の組み合わせがあることを承知しつつ、一杯のラーメンの味を判断する。どこに重点を置くかは味わう人の好み次第ですが、**各具材がそれぞれどんな役割を果たしているのかをイメージすること**が、第一歩になると思います。

❶外観をチェックする。スープや麺の色合い、麺の種類、具材の盛り付け方を見て、味の特徴を把握する。そのラーメン店がどんな意図をもってラーメンを作っているのかもイメージする

❷香りをチェックし、ダシが魚介系か、動物系か、さらには香油を使っているのか、といった情報を汲み取る

❸スープを飲む。ひと口目ではレンゲに香油が入らないようにスープをすくい、基

本の味を把握する。ふた口目以降は香油ごと口に含み、スープ全体の味を捉える

❹麺を啜り、麺に絡んだスープに空気を含ませて、その空気の塊を喉の奥まで一気に送りこむ。麺は数回噛み、麺自体の味わいと、歯ごたえをチェックする

❺具材を口に運び、ラーメン全体の味にどんな影響をもたらすのかを考える。スープ＋具材、麺＋具材の食べ合わせも、できる限り試してみる

❻コショウや酢、ラー油やオリジナルのタレ、ニンニクなど、テーブルトッピングがある場合は、最初から投入するのではなく、ある程度食べ進んだ段階で加え、味の変化をチェックする

ラーメンのテイスティングの手順は、以上の通りです。スープ、麺、具材をそれぞれ口に運ぶごとに、味の変化や違いが出てくると思いますが、可能であれば、**その都度気づいたことを記録しておきたいところです。**ちなみに、テーブルトッピングは、ラーメンの味に変化をもたらすだけではありません。とくに酸味系トッピングについては、唾液の分泌を促し、舌の上の脂分を洗い流してくれるので、脂で疲れた舌をリフレッシュしてくれる効果があります。それゆえ、テイスティングを進めるうえで、舌をリセット

したいときに活用するのもひとつの手かもしれません。

大事なのは学び、考え、感じること

本章では、さまざまな食品のテイスティング方法に言及しました。テイスティングは、食べ物ごとに定められた作法や手順を守ることが、もっとも重要なように思われがちですが、必ずしもそうではありません。手順だけを知っていても、それ自体に意味はなく、むしろ「外観」「口の中での感触」「飲み込んだあと」など、**各工程でいかに効率的に情報を取得するかが大事。**ワインを例にとるならば、味わいをチェックする工程そのものではなく、その工程で「どんな風に舌を使って感じるのか」や「どんな呼吸をして、香りを鼻腔に送り込むか」が大事なのです。

そういった意味で、本章のキモとなるのは、やはり前半部に触れた**「時間の意識」と「空間の意識」**ということになります。まずは、食べ物や飲み物を口に入れた瞬間から余韻までの時間軸の中で、舌の先、舌の中央、舌の両側、舌の奥を使って味と形を感じ取ることを意識してください。

その作業に慣れたら、今度はテイスティングの作法に沿って、同様のことを繰り返すわけですが、まずは、**チョコレートあたりから始めるのがおすすめです。**最近は、産地別のチョコレートシリーズや、同じカカオ分ながら味の特徴が異なる商品も見られるようになってきました。世の中の多くの人がそうであるように、**目の前の食べ物を漫然と食べているだけは、いつまで経っても味の違いには気づけません。**

しかし、的確な味わい方と着眼点をもって食品と対峙すれば、いつの間にか微細な味の違いに「ハッと」気づける大人になれるはずです。

そして、残すところは「体感した味を言葉で表現する」という作業。

味の体感を的確に言語化するのは、決して簡単なことではありませんが、第四章ではその言語化をサポートするストラテジーをいくつかご紹介します。本章で獲得した食品の味わい方を駆使しながら、「正しく味を語れる人」を目指していきましょう。

第4章

味を言語化するための最新の統計データと画期的ツールの全貌

味はどの品詞で語るべき？

前章までは、味や風味を感じるのに必要な知識と、テイスティングの手法そのものについてご紹介しました。ここからは、味の表現について言及していきます。感じた味を言葉に置き換え、理解し、アウトプットする。**つまり、「味の言語化」と呼ばれる作業です。**

そして、言語化のために必要なのは「言葉」です。

当然ながら、私たちは「日本語」を駆使して味や風味を表現していくことになりますが、そこにはある種の〝コツ〟が必要です。どのような言葉をチョイスし、どう組み合わせていけば、適切に味を表現するフレーズが生み出せるのか。第一章でも触れましたが、**味の表現力は「味覚の領域を広げること」に直結する、**とくに重要なチャプターと言えます。

なお、前述したように、言語化のプロであるソムリエの大きな武器は、体系的にリスト化された「テイスティングワード」です。そして、この「テイスティングワード」は、基本的に名詞によって構成されます。

四一ページの『神の雫』のワンシーンを、再度振り返ってみましょう。主人公は、ワインのフレーバーについて、

「カシューナッツとカカオの芳香 それに分厚い黒い果物 うーんトリュフもあるな」

と表現しています。

このセリフに含まれている品詞をひも解くと、名詞としては「カシューナッツ」「カカオ」「芳香」「果物」「トリュフ」が挙げられます。一方で動詞は「ある」だけ。そして形容詞は「分厚い」「黒い」のふたつだけ。このような表現形式は、ワインの表現として一般的なスタイルと言えます。つまり、ソムリエによるワインの表現は、**基本的に名詞によって、味や風味の要素をリストアップしていく作業**なのです。

私は以前、ワインに関する英文の「テイスティングコメント」を分析したことがありますが、出てくる単語のうち、**実に七割以上が名詞という結果が出ました。**日本語のワ

イン表現では、この割合は多少下がりますが、一見豊かそうなソムリエのワインの表現は、実際のところ形式的な「テイスティングワード」の羅列に過ぎないということがわかってきます。

しかし、第一章の最後でも触れた通り、私たちが「テイスティングワード」や、それを見やすく整理した「フレーバーホイール」を丸暗記したとしても、「味（風味）のわかる大人」に近づくことはできません。

「味（風味）の表現」を字面だけで考えているなら、それでよいかもしれませんが、本書の目的は「自分の舌と向き合い、体感としての「味（風味）」の姿を描き出すこと。ソムリエが用いるような名詞的な言い回しは、必ずしも私たちの体感を素直に表現したものではないため、**もっと私たちの生活に則した表現方法を身につける必要があります。**

実際のところ、近年、オランダの研究グループが行った研究によると、ワインやコーヒーのエキスパートと初心者では、「味（風味）の表現」に使っている言葉の傾向が異なるようです。**エキスパートにはエキスパートの使いやすい言葉があり、初心者には初心者に最適な言葉があるということ。**したがって、初心者の方に「味（風味）の表現」

を効率よく体得してもらおうと、エキスパートと同じ言葉を用意したとしても、それだけではうまく機能しないということになります。

「味」と「形容詞」のおいしい関係

では、あまり馴染みのない食べ物や飲み物を表現するときには、どのような言葉を使うとよいのでしょうか。まず知っておくべきは、名詞や動詞、形容詞といったような「品詞」には、それぞれ役割や得意分野があるということ。なかでも名詞は、とくに分析的な品詞であり、**感覚をありのままに表現するのには適していません。**

一方で、**いちばん感覚を伝えるのが得意な品詞は、感動詞（間投詞）です。**とんでもなく美味しいラーメンを食べたときに素直に出てくる言葉は、感動を素直に表す「わッ！」や「ひょー！」であり、「焦がしマー油の焙煎香！」ではないはずです。私たちの体感に寄り添った〝リアルな心の声〟のようなものが感動詞にはあるということです。

とはいえ、感動詞だけでお互いのコミュニケーションを成立させることは、困難なのも事実。「自分に密着した感覚」は素直に出せるけれど、「他者と感覚をわかり合う」のは難しいということになり、それでは味や風味を正確に表現することはできません。

自分の体感をダイレクトに伝える感動詞と、他者にも客観的に対象を共有できる名詞はどちらも一長一短です。そんななか、**機能面において感動詞と名詞のちょうど中間に位置するのが、形容詞と形容動詞と言えます。**

形容詞は、感覚を伝えるためにあるような品詞です。たとえば「辛っ（感動詞）」「辛い（形容詞）」「辛さ（名詞）」という三つの品詞を並べてみると、感動詞から順に、どんどん身体から距離が開くような印象を受けます。

名詞ほど体感から突き放しはしないけれど、いまこの身体で感じている感覚の温度を残しつつ、他者にも伝わる。「味（風味）の表現」の入り口としては**「テイスティングワード」ではなく、形容詞こそが最適な品詞と言えるでしょう。**

まずは、スパイスカレーの表現を例に、形容詞や形容動詞の使い方を体得していきましょう。スパイスカレーは一般的に辛い食べ物ですが、せっかく食べに行ったのに、単純に「辛い」と言っても味わいの表現にはなりません。また、表現力が乏しければ、味わい自体を記憶にとどめておくことも難しくなってしまいます。「辛い」という感覚は、カレーを食べ終えれば消えてしまうので、ここで**「どのような辛さか」「口の中でどのような感覚が駆け巡ったのか」を言葉にしておくこと**が大事になるわけです。

形容詞を使うときのポイントは、言葉の意味のグラデーションを意識すること。これは、24色の色鉛筆をバラバラに保管していると、使いたい色を探すときに手間取ってしまうけれど、きちんと色の並びを考えて整理しておけば、すぐに取り出せるのと同じ理屈です。カレーの味であれば「あまり辛くない」から「とんでもなく辛い」まで、さまざまな「辛さ」の表現がありますが、カレーをひと口食べたときに使いたい表現をすぐに取り出せるように、**事前に形容詞のグラデーションを頭の中で整理しておきたいものです。**

以下は、その一例ですが、カレーの辛さであれば、あまり辛くないものから順に「マイルドな辛さ→控えめな辛さ→爽やかな辛さ→心地よい辛さ→程よい辛さ→しびれるような辛さ→力強い辛さ→鮮烈な辛さ→強烈な辛さ→猛烈な辛さ」というようなグラデーションを描くことができます。

もちろん「力強く鮮烈な辛さ」というように組み合わせたり、後述するオノマトペを足し合わせて「スパッとした爽やかな辛さ」のように言い表すこともできるでしょう。

ちなみに、ここで挙げた「辛い」の表現はごく一部であり、人によっては「鮮烈な」のほうが「強烈な」よりも辛いんじゃないかと思う方もいるはずで、もちろんそれも正解です。辛さのグラデーションは無限に広がっていて、そのどこに言葉の切れ目を入れるかに、ルールはありません。形容詞や形容動詞は、感覚的なものを表す品詞なので、**迷ったときこそ、自分の感覚を信じてください。**

そして**言葉が足りないと思ったら、自分なりの表現を加えることも大事。**皆さんが絵を描いていて「黄色」と「緑色」の間の色がほしいなぁと思ったときは、「黄緑色」の絵の具を探して使いますよね？　それと同じように、味の表現の不足を感じたときは、何かしら「ちょうどいい表現」を探してみてください。その作業を繰り返すことにより、あなたは味に対して、よりリッチなグラデーションが描けるようになるはずです。

〈表2〉タブレットに表示した25個の形容詞

優しい	淡い	太い	薄い	鋭い
小さい	濃い	軽い	きめ細かい	柔らかい
細かい	粗い	分厚い	深い	硬い
明るい	広い	若い	丸い	大きい
浅い	奥深い	平たい	力強い	弱い

「形容詞」なら意思表明も簡単!?

以前、大学生たちに「コーヒーの味（風味）の印象」を言葉で示してもらう実験を行いました。タブレットに25個の形容詞〈表2〉を表示し、四種類のコーヒーを飲んでもらいながら、味や風味の印象に合う言葉を選択してもらうという内容です。

ちなみにこのとき、事前実験として「コーヒーの香りの中に、どんな香りを感じますか?」という質問を投げかけたのですが、**残念ながら「わかりません」という回答が多くなってしまいました。**それもそのはずです。味を言葉にすることを意識せずに暮らしていると、コーヒーに「何の香りがあるか」と聞かれても「コーヒーの香り」としか言いようがありません。

しかし、タブレットを見せながらコーヒーの風味に合う形容詞を選択してもらった場合は、多くの大学生がわずか30秒ほどの時間で、各銘柄に対して約3〜4個の言葉を見つけ出すことができました。一般の大学生にとって、味や風味を名詞で表現するのは少々難しいようですが、**それを形容詞に置き換えることで、表現の難易度がぐっと下がったのです。**

あなたが飲んだコーヒーの味は？

では、実験参加者の大学生が選んだ、「コーヒーの味（風味）」を示すための形容詞は、どのようなものだったのでしょう。結果を合計したものを表にしてみました〈表3〉。

もっとも選ばれた回数が多かった形容詞は、「濃い」でした。興味深いことに、第二位にランクインしたのは「薄い」という形容詞で、**反対の意味を持つ形容詞が一位と二位に入るという結果に。**正反対の言葉がともに上位にランクインした理由は、おそらく実験の手法にあります。実験では四種類のコーヒーを次々にテイスティングし、それに

〈表3〉大学生が選んだコーヒーの形容詞ランキング

1位	濃い	6位	力強い	11位	浅い	16位	明るい	21位	分厚い
2位	薄い	7位	淡い	12位	若い	17位	細かい	22位	硬い
3位	深い	8位	奥深い	13位	優しい	18位	広い	23位	平たい
4位	丸い	9位	柔らかい	14位	弱い	19位	粗い	24位	小さい
5位	鋭い	10位	軽い	15位	きめ細かい	20位	太い	25位	大きい

合った形容詞を選んでもらいました。つまり「さっきのコーヒーよりも濃い」「こっちのほうが薄い」というように、**銘柄間の比較として毎回のように「濃い」と「薄い」が選ばれたのでしょう。**

この実験では、あえて「苦味」や「酸味」を問う形容詞を入れませんでした。**一般的にコーヒーは、「苦味」と「酸味」によって銘柄の差が生まれます。**しかし、大学生は普段からコーヒーを飲む習慣がなかったり、極端に「苦味」や「酸味」の強いコーヒーを飲んだ経験が少なかったりします。そのため、単純に「どのくらいの酸味を感じますか」という質問をしてもなかなか思うような結果を得られません。あえて、苦味や酸味というワードが入っていないリストを見せたら、どんな形容詞が選ばれるのかを明らかにしたかったのです。

なお、実験結果から作られたコーヒーの味を包括する「軸」については、第五章で詳しく紹介します。

「オノマトペ」の驚異の伝達力

皆さんは「オノマトペ」という言葉を聞いたことがありますか?

オノマトペは擬音語や擬態語と呼ばれることもあり、一例を挙げると「ペタペタ」や「ザクザク」といった表現のこと。オノマトペは**感覚を含んだ表現**として、その機能性に注目が集まっています。たとえば、お医者さんに痛みを伝えるときにも、「鈍い痛み」とか「刺すような痛み」というよりも「〝ズーン〟と痛い」「〝ズキズキ〟痛い」「〝チクッ〟と痛い」

「〝ヒリヒリ〟痛い」のように、オノマトペを使うことで、**より感覚の共有がスムーズにいくことがあります。**

世界の言語と比べても日本語のオノマトペの種類は非常に豊富です。また、繊細で感覚的な表現に適した言語なので、味や風味を表現する際には非常に重宝します。

実際、日本人のソムリエがワインをレビューするコメントを見ても、高い頻度でオノマトペが含まれています。ソムリエのテイスティングワードは、イギリス（英語）が発祥という説が有力ですが、**オノマトペはテイスティングワードに含まれていません。**つまり、オノマトペはソムリエにとって必須の表現ではないものの、多くの日本人ソムリエがその力を借りているということ。私たちもまた、**実際に感じた味や風味を繊細に表現するためには、オノマトペの活用が不可欠となります。**以降で、使い方をしっかりマスターしていきましょう。

「オノマトペ」の上手な使い方

文法上の働きを考えてみると、オノマトペは基本的には動詞を修飾する副詞の役割を果たします。たとえば「ぴょんぴょん跳ねる」という文では、「ぴょんぴょん」というオノマトペが「跳ねる」という動詞を修飾しているわけです。

ほかにも名詞的に「シュワシュワが押し寄せてくる」と言うこともできますし、「噛みごたえがモチモチする」というような、動詞的な用法もあります。言ってしまえば、オノマトペは、**文の中でどんな役割もこなすことのできるユーティリティプレイヤー**なのです。

ちなみにオノマトペは**「擬音語（擬声語）」「擬態語」「擬情語」**という三つのジャンルにわかれます。

「擬音語」は「犬が〝ワン〟と鳴く」や「机を〝ドン〟と叩く」などのように、**実際の声や音を表現したもの**で、「味（風味）の表現」であれば、「ポテトチップスを〝パリパリ〟食べる」や「きゅうりの漬物を〝ポリッ〟とかじる」などの「音」の表現になります。「キャベツの千切りは〝シャキシャキ〟とした食感が気持ちよい」というのも擬音語です。私たちは食事の際に、音によって「新鮮さ」や「食感」など、さまざまな情報をキャッチしていますが、そういった感覚的な情報を含んだ語として、擬音語はとても重要です。

一方で「擬態語」は、実際の音というわけではなく、様子を表すオノマトペです。「蝶が〝ひらひら〟飛ぶ」などのように、**実際の音ではなく、物事の状態や様子を表します。**「味（風味）の表現」で用いられる擬態語はとくに多彩であり、日本酒でその例を示すとしたら、

「日本酒の杯を〝ぐっ〟とあおれば〝すんなり〟と口の中に入ってきて、米の香りが〝ぱっ〟と開きます。〝ゆらゆら〟と口の中を漂ったあと、〝さっ〟と消える後味」

といった具合でしょうか。オノマトペの表現力、すごいと思いませんか？

しかもよく見てください。実はいまの例文には、**「テイスティングワード」として考えられる言葉は「米の香り」たったひとつだけ。**これを見てもわかる通り、テイスティングには「味の要素をひとつひとつ検出して正解を探すもの」もあれば、「オノマトペ

を使って自分の体感を素直に表すもの」もあるのです。

そして、オノマトペの種類、最後は「擬情語」です。擬音語と擬態語は耳に馴染みがあっても、擬情語は、いまひとつピンと来ない方も多いでしょう。擬情語とは、簡単に言うと**「気持ちや精神的なものごとを表すオノマトペ」**のこと。聞き慣れた言い回しとしては、「試合の展開を〝ドキドキハラハラ〟しながら見守る」というようなものがありますが、これがまさに擬情語。ちなみに、擬情語も擬態語の一種として考える場合があるので、「味（風味）の表現」を考えるときは、その区別にこだわる必要はないでしょう。加えて言うならば「味（風味）の表現」において、擬情語は決して目立つ存在ではありません。日本酒の味や風味の表現だけを20万語集めたデータを見ても、擬情語は「しみじみ」の一件しかヒットしません。ちなみにこの「しみじみ」は「〝しみじみ〟旨い」という風に用いられています。この言い回しはワインでも同じように使われますが、いずれにせよ、味を直接的に表現するというよりは、**飲んだときの気持ちや印象を乗せた表現と言えます。**八代亜紀さんの「舟唄」の一節、「しみじみ飲めば　しみじみと〜」の世界ですね。

専門書に見る、日本酒のオノマトペ

オノマトペがどういうものか、なんとなくおわかりいただけたと思います。オノマトペを使うと、味、風味、味わい、さらには食感に至るまで、**直感的な部分を丸ごと、活き活きと言葉にできます。**また、一見オノマトペに思えないような語も、オノマトペとして扱われることがあります。たとえば、私たちにとって馴染み深い「あっさり」や「すっきり」といった表現。さらに「〝しっかり〟した旨味に〝こってり〟したソース」なんていう言い回しも。**私たちが当たり前のように使っているこうした語は、実はオノマトペだったのです。**

これらを踏まえ、日本酒、ワイン、コーヒーの味や風味の表現として用いられる、オノマトペのランキングを見てみましょう。

まずは日本酒から〈表4〉。1位は「ほんのり」、2位は「ゆっくり」、3位は「しっかり」となっています。「ほんのり」は香りの表現に用いられやすく、「しっかり」は味を修飾

〈表4〉日本酒の人気オノマトペ表現トップ20

1位	ほんのり	6位	あっさり	11位	ぐっと	16位	まったり
2位	ゆっくり	7位	すっと	12位	ふっくら	17位	やんわり
3位	しっかり	8位	とろり	13位	さっぱり	18位	さらりと
4位	ゆったり	9位	すっきり	14位	じわじわ	19位	ザラザラ
5位	きりっと	10位	ピリピリ	15位	ふわっと	20位	たっぷり

するときに用いられる傾向にあります。つまり、**このふたつの語は、きっちりと役割分担がなされている**と言えそうです。

続いて、日本酒の4位の「ゆったり」は、2位の「ゆっくり」と同じく、口の中に入ってきてから飲み込んで余韻を感じるまでの**時間軸の変化を表すオノマトペ**です。

5位の「きりっと」は辛さ、ドライさなど、ラストの切れ味を表現するために用いられます。同じく6位の「あっさり」も、味や風味の最後を表現するもの。似たようなものに、9位の「すっきり」がありますが、こちらは少しニュアンスが違います。「すっきり」は、味の最後を語るというよりは、印象として全体的に無駄がないというくらいのニュアンスです。

また、テクスチャを表すオノマトペもいくつかランクインしています。8位の「とろり」は、日本酒のテクスチャの中でも、とくに「甘味をともなう濃厚さ」を表します。対義的な言葉としては、ランク外ですが「さらり」があります。こちらはテクスチャが「水のようなさま」を示し、最後のほうにいやらしさが残らない風味を表します。

いかがでしょうか。ひとくちにオノマトペといっても、それぞれの語がきちんと守備範囲を持っていて、役割を担いながら**「味（風味）の表現」を豊かにしている**ことが、わかってもらえたと思います。日本酒に続いては、ワインやコーヒーの表現に登場するオノマトペをチェックしていきましょう。

果たす役割も変幻自在だった！

ワインの上位にランクインするのは、日本酒でも上位にあった「しっかり」や「ほんのり」といった表現〈表5〉。どうやらこのふたつのオノマトペは、**飲み物の味や風味を表現するうえで欠かせない存在**のようです。4位の「たっぷり」は、注がれたワイン

〈表5〉ワインの人気オノマトペ表現トップ20

1位	しっかり	6位	はっきり	11位	きっちり	16位	ちらり
2位	ちょっと	7位	ふんわり	12位	じっくり	17位	キリッと
3位	ほんのり	8位	きちんと	13位	たっぷり	18位	うっとり
4位	たっぷり	9位	グッと	14位	ずっと	19位	ふっくら
5位	しっとり	10位	しみじみ	15位	バッチリ	20位	あっさり

〈表6〉コーヒーの人気オノマトペ表現トップ20

1位	すっきり	6位	あっさり	11位	まったり	16位	さらり
2位	しっかり	7位	やっぱり	12位	すーっ	17位	ざらざら
3位	ちょっと	8位	ほんのり	13位	じっくり	18位	とろり
4位	ほとんど	9位	ツンと	14位	ずっと	19位	どっしり
5位	さっぱり	10位	とろり	15位	はっきり	20位	ふわっと

の量の話ではなく、「たっぷりとしたボディ」や「複雑性たっぷりの果実味」のように使われます。「しっとり（5位）とした口あたり」のように、日本酒には見られないようなオノマトペもあります。特徴的なのは、「きちんと（8位）」「きっちり（11位）」「じっくり（12位）」のように、ワインの製造や製法について表現するオノマトペでしょう。

では、コーヒーのオノマトペはどうでしょうか。やはり「しっかり」と「ほんのり」はランクインしています〈表6〉。ただし1位は「すっきり」で、これは「雑味がなく、上品な酸味が心地よいコーヒー」を表現するときによく用いられます。

コーヒーというと、苦味や香ばしさが表に立つので、味が強いイメージがあります。しかし、使われているオノマトペを見ると「すっきり」「さっぱり」「あっさり」「ほんのり」というように、柔らかい味や繊細な味を表現するオノマトペが目立ちます。味が強い飲み物ほど、逆説的に味の「弱さ」や「細さ」を表現する言葉には苦労するものです。そんなときこそ、**感覚に寄り添う言葉＝オノマトペの力が重要になるのかもしれません。**

もちろん、オノマトペに頼りすぎると、抽象的で相手に伝わりにくくなる場合があります。ただ、「この部分はとくにビビットに表現したい」と思ったとき、あえて言葉の中にオノマトペを織り交ぜるで、**ピリッと切れるような言い回しを生み出せるはずです。**

オノマトペは、まさに味わい表現のスパイスといったところでしょう。

食品別の人気表現と超・虎の巻

前項では、味や風味のレビュー表現を集めたデータを分析し、日本酒、ワイン、コーヒーで使われる「人気オノマトペ表現トップ20」を紹介しました。今度は、ターゲットをバニラアイス、チョコレート、スパイスカレー、ラーメンにまで広げ、「味（風味）の表現」に使われる言葉を品詞別に見ていきましょう。

繰り返しになりますが、「味（風味）の表現を増やすこと＝味覚の領域を広げること」。以降で紹介する言葉を、自由自在に操れるようになることは、**あなたがその味覚を感じ取ったことと同義です。**さまざまな表現のパターンを押さえることで、「味（風味）のわかる大人」にまた一歩近づくわけです。

そして本項では、表現の方向性を可視化するために、**新しいタイプの「フレーバーホイール」**も活用します。本項に登場する「ニュータイプ・フレーバーホイール」は、第一章で紹介した**「クラッシック・フレーバーホイール」の弱点を補い、進化させたもの**です。ここに表現のパターンを落とし込むことで、あなたの表現のプロセスは、さらに具体的なものになっていくはずです。

それでは、食品別にチェックしていきましょう。

専門書からひも解く日本酒の味わい表現トップ20

近年、日本酒をテーマとした書籍の数は増えつつあります。今回は、日本酒を銘柄別にレビューしているさまざまな雑誌や書籍から、味や風味の表現に使われている言葉を抽出しました。架空の表現や銘柄に紐付いていない表現は対象外としています。なお、日本酒に限っては、雑誌や書籍に加え、私自身が書き溜めたテイスティングノートの言葉もリストに織り交ぜています。**表現データは全部でおよそ11万語。**言語分析には十分な量でしょう。

さっそく、日本酒の表現用語を品詞ごとに見てみましょう〈表7〉。

品詞の並び順は、感動詞、オノマトペ、形容詞、形容動詞、動詞、名詞の順です。この順番は、左側（感動詞側）ほど自分の感覚を色濃く反映した品詞で、右側（名詞側）

〈表7〉日本酒の味わい表現・品詞別トップ20

	感動詞	オノマトペ	形容詞	形容動詞	動詞	名詞
1位	わっ	ほんのり	強い	きれい	広がる	味
2位	あー	ゆっくり	硬い	穏やか	飲む	酒
3位	えー	しっかり	高い	爽やか	残る	舌
4位	えーっ	ゆったり	辛い	なめらか	立つ	香り
5位	じゃ	きりっと	丸い	透明	思う	甘味
6位	あっ	あっさり	薄い	ふくよか	引く	酸味
7位	お	すっと	太い	緩やか	入る	口
8位	まあ	とろり	柔らかい	まろやか	消える	奥
9位	やあ	すっきり	濃い	華やか	ふくらむ	酸
10位	あら	ピリピリ	香ばしい	スマート	含む	口中
11位	いやぁ	ぐっと	長い	複雑	いう	旨味
12位	うわ	ふっくら	優しい	シャープ	帯びる	印象
13位	おっ	さっぱり	若い	スムーズ	落ち着く	苦味
14位	はあ	じわじわ	力強い	濃密	出る	喉
15位	はい	ふわっと	おとなしい	フレッシュ	現われる	香気
16位	へー	まったり	熱い	滑らか	漂う	最後
17位	ほう	やんわり	甘酸っぱい	端正	抜ける	大吟醸
18位	やぁ	さらりと	厚い	伸びやか	見せる	香味
19位	よいしょ	ザラザラ	淡い	素直	熟す	純米
20位	わぁ	たっぷり	弱い	軽快	続く	辛味

に行くにしたがって、自分を離れた事象を指すようになると考えてください。

わかりやすい名詞から見てみます。日本酒の「味（風味）の表現」は、ワインに比べ、値段や製造年度ごとの違いが語られないため、〝味そのもの〟の記述が多めになります。**「甘味」や「酸味」をはじめ、主要な味が出揃っているのが特徴**と言えるでしょう。もうひとつの特徴は、口の中の部位の表現が多いということ。「舌」「口中」「喉」のように、口内のパーツを指摘する名詞が散見されます。

品詞としての日本酒の特徴は、なんと言っても動詞とオノマトペです。日本酒の「味（風味）の表現」に使われる動詞は、「立つ」「引く」「消える」「出る」「現れる」「抜ける」のように、味や香りが出現したり、消失したりという動きを表す動詞が多め。これを踏まえると、日本酒の味や風味を語る際には、**香りの動きをうまく表現することがキモになりそうです。**ちなみに、香りの出現と消失の表現に大きな役割を果たすのが、先ほど解説したオノマトペ。「ほんのり」「しっかり」など、飲み物の味を表現するうえで基本となるオノマトペですが、「きりっと」「あっさり」「すっと」というような、後ろに「消える」が続くオノマトペも数多くランクインしています。

香りのみならず、味が現れるときにもオノマトペは有効で、「ぐっと」「じわじわ」「ふわっと」「ぱっと（圏外）」などは、香りが出てくる瞬間、開く瞬間の様子を捉えています。

日本酒の「ニュータイプ・フレーバーホイール」

続いて、〈図5〉を見てください。これは、皆さんに「味（風味）の表現」を極めてもらうために作成した、本書初公開の「ニュータイプ・フレーバーホイール」です。第一章に登場した「クラシック・フレーバーホイール」の長所は、特定の香りの名前を探し出すというものでした。しかしその形式は、食品の味や風味を細やかに表現するのには、有効と言えません。しかし、**「ニュータイプ・フレーバーホイール」は、そういった問題をすべて解消しています。**

ちなみに「ニュータイプ・フレーバーホイール」のコンセプトは、**「味や風味を言語化する際、同じような文脈で使われる語を近くに配置する」**というものです。「クラシック・フレーバーホイール」では、分類学的な並びが採用され、「フルーツ↓柑橘類↓レモン」というように辿っていくスタイルでした。そして、レモンの隣にはライムが並

〈図5〉日本酒の「ニュータイプ・フレーバーホイール」

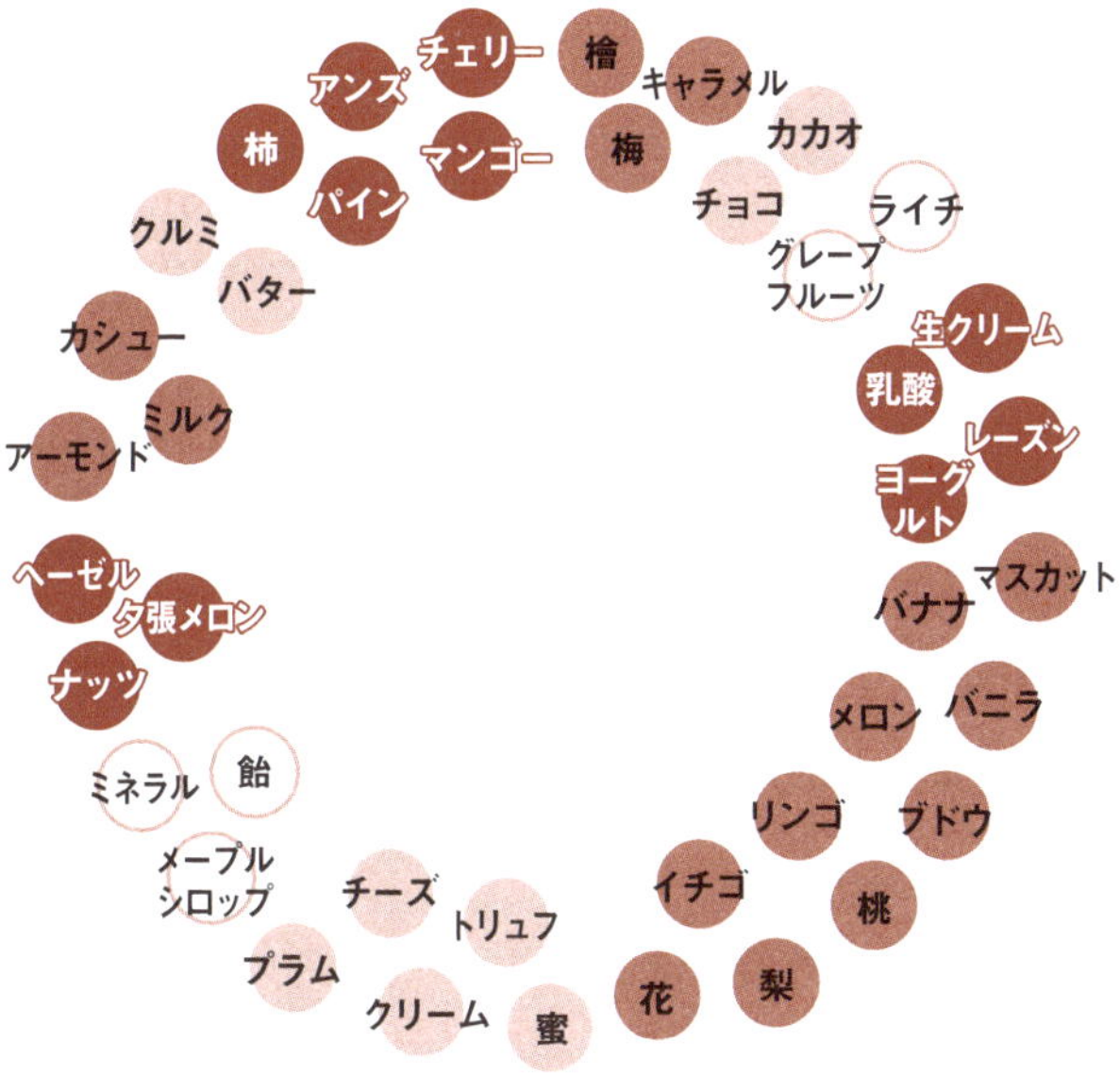

び、その隣にはグレープフルーツというような、種と類の関係で並べられています。

しかし、「ニュータイプ・フレーバーホイール」は違います。

私たちが、リアルに体感している日本酒の味や風味は「グレープフルーツの香り」もあるし「生クリームの香りもある」というような、渾然とした世界なのです。ゆえに「ニュータイプ・フレーバーホイール」は、**種・類の階層型ではなく〝ネットワーク型〟、もっというと〝探索型〟の形式を採用**しています。表現したい香りが最初に決まっていなくても、お酒を飲みながら眺めることで、緩やかに言葉に辿りつく仕組みです。

あらためて〈図5〉を見ると、まず、下のほうに「リンゴ」があります。日本酒ではもっとも基本的な香りです。リンゴの香りを見つけたら、そこで終わりではありません。ちょっと横のほうを眺めてみてください。ブドウ、梨、花の香り。「リンゴ」と一緒に使われる言葉が近くに集まってきています。

イメージとしては、インターネットショッピングで、「この商品を買った人はこんなものを買っています」というレコメンド機能のようなものです。「生クリーム」の香りを感じたら「ひょっとして〝レーズン〟の香りはありませんか?」「〝ライチ〟はどうですか？」というような具合です。さらに言うと、「フレーバーホイール」内の単語を、使われ方の近さでグループ（クラスタ）化し、色分けして表記しているのも特徴のひとつ。

この構造は我ながら画期的です。「梅」の香りの隣に「キャラメル」を並べるというのは、従来の「クラシック・フレーバーホイール」からするとありえない配置です。しかし、日本酒を飲みながら眺めると**「あ、〝梅〟のほかにちょっと〝キャラメル〟もあるかも」という気づきを与えてくれる、**非常に機能性の高いものに仕上がっています。

また、日本酒に馴染みのない方がこれを見て、「なぜ、梅のそばにキャラメルが？」と思ってくれたら、それはそれでしめたもの。私は、そういった**違和感こそが、味覚を深化させるきっかけにつながる**と考えているからです。

専門書からひも解くワインの味わい表現トップ20

第一章でワインの「クラシック・フレーバーホイール」を見て「一杯のワインを表現するのに、たくさんの言葉があるんだなぁ」と驚かれた方も多かったと思います。しかし、あのフレーバーホイールの中にも、よく使われる言葉もあれば、めったに出てこない言葉もあります。

では、雑誌に載っているワインのレビュー文では、どんな言葉がよく使われるのでしょうか。大量のワイン雑誌や書籍から抽出した、約20万種類の味の言語データベースをもとに、ワインの「味（風味）の表現」を分析していきます。

〈表8〉は、ワインの「味（風味）の表現」でよく使われる言葉を、品詞別にまとめたもの。**ワインのテイスティングにおいて、主力となる品詞は名詞です。**どんなフルーツの香りがするかを、ひとつひとつ指摘していくのが、ワインの一般的なレビューだからです。

ところが今回の分析結果を見ると、具体的なフルーツの名前は出てきません。これは、当然といえば当然で、具体的なぶんだけ、特定の名称（フルーツ名）が分散して使われるからです。

特徴的な点としては「ブルゴーニュ」という地名や、「価格」「品質」「クラス」「ナチュラル」といった、**製法や畑に関する単語がランクインしているところ。**ワインのレビューでは、味や風味の表現はもちろん、畑や産地の気候、年度ごとの出来栄え、価格について言及されることが多いというのが、その理由として挙げられるでしょう。

〈表8〉ワインの味わい表現・品詞別トップ20

	感動詞	オノマトペ	形容詞	形容動詞	動詞	名詞
1位	おっ	しっかり	良い	複雑	飲む	香り
2位	まぁ	ちょっと	美味しい	きれい	持つ	ワイン
3位	あぁ	ほんのり	甘い	見事	香る	味わい
4位	こりゃ	たっぷり	優しい	エレガント	閉じる	液体
5位	アッ	しっとり	美しい	滑らか	詰まる	タンニン
6位	いやぁ	はっきり	高い	ピュア	楽しめる	風味
7位	わっ	ふんわり	強い	深遠	比べる	大地
8位	うん	きちんと	多い	豊か	熟す	バランス
9位	さあ	グッと	素晴らしい	繊細	あふれる	ブルゴーニュ
10位	わぁ	しみじみ	旨い	素直	乗る	価格
11位	どっこい	きっちり	濃い	適度	漂う	品質
12位	はあ	じっくり	ほろ苦い	フレッシュ	効く	印象
13位	ふふふ	たっぷり	力強い	緻密	広がる	銘柄
14位	トホホ	ずっと	深い	爽やか	まとまる	クラス
15位	うーむ	バッチリ	薄い	穏やか	続く	心地
16位	うーん	ちらり	きめ細かい	上品	拡がる	甘み
17位	うふっ	キリッと	黒い	濃厚	立つ	ナチュラル
18位	えー	うっとり	長い	純粋	残る	要素
19位	おぉ	ふっくら	少ない	華やか	開く	余韻
20位	おや	あっさり	低い	上質	変わる	銘柄

また、日本酒と比較した場合に際立つのが、形容詞や形容動詞のラインナップ。日本酒の場合は、味やテクスチャの表現が中心でしたが、ワインの場合には「優しい」「美しい」「エレガント」「ピュア」のように、通常、**人に対して使うような、あるいは精神性を感じさせるような言葉**が多くランクインしています。

感動詞もなんとなく傾向が見えます。ワインは日本酒に比べて小難しい顔で飲む印象がありますが、実際のところ「いやぁ」「うん」「うーむ」「うーん」のような、**〝考え込む系〟の単語が多め。**また、動詞のラインナップを見ると、ワインはやはり「余韻」が重要であることを物語っており、「香る」「あふれる」「漂う」「広がる（拡がる）」「立つ」「残る」「開く」などはどれも、**口の中での香りの動き方を表すものです。**

ワインの「ニュータイプ・フレーバーホイール」

続いて、ワインの「味（風味）の表現」データベースを元に作成した「ニュータイプ・フレーバーホイール」を見てみましょう〈図6〉。これを見るときのコツは、「内側の円からぼんやり見る」こと。いま、まさに感じている香りは、果実系で酸味があって……

というように**分析的に見てはいけません。**

ワインを口に含み、一番内側の円をぼんやりと一周眺めます。すると、なんとなく味や風味の印象とマッチする言葉が見つかるはずです。たとえば左下のほうの「黒果実」という言葉に目が留まったとしましょう。次に、目に留まった言葉の周囲を見渡し「タンニンがあるかも」「どちらかというとグッとくる感じだな」「でもかつお節じゃないな」「チョコがチラリと感じられるかも」というように、このフレーバーホイールの中を**散歩するようにさまよってください。**

ワインに関しては、この「散歩するように」というのがキモになります。始めから「フルーツ系の香り」と決め撃ちで探そうとするのではなく、散歩しているうちに「チョコがちらり」にたどり着く……というのが理想です。

散歩が終わったら、あとは、その感覚を振り返って言葉にすればOK。たとえば、

「見た目はちょっと濃い目の紅色。最初は黒っぽい果実の香りで、舌の上にややグッとくる感じがある。グッとくる力の正体は甘味と渋味で、落ち着いた動きのイメージだけど、ちらちらと香ばしいチョコレートが見え隠れしている」

〈図6〉ワインの「ニュータイプ・フレーバーホイール」

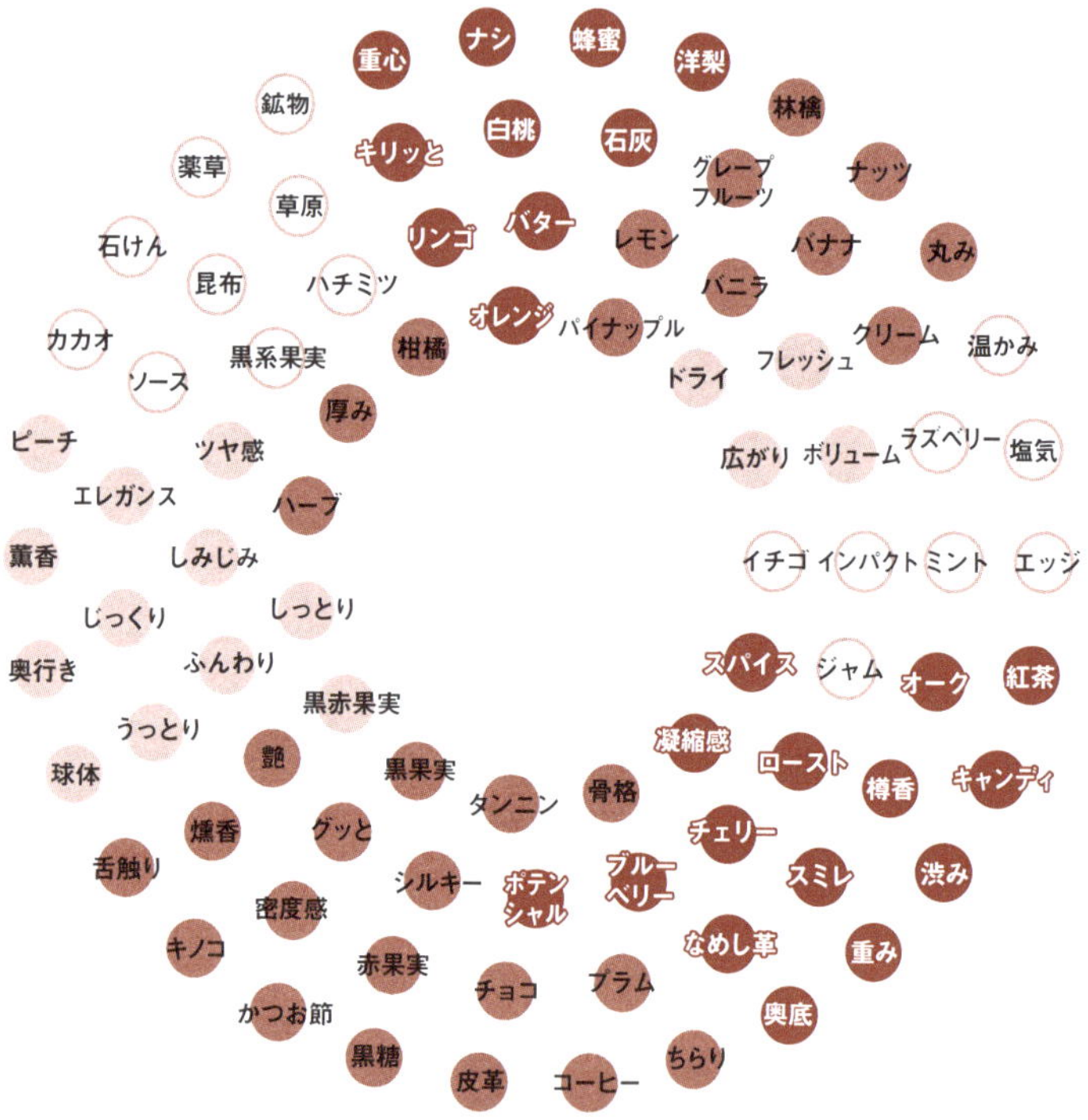

というような表現ができあがれば成功です。

味や風味の感じ方は一瞬ごとに、一杯ごとに変化しますし、**その表現に正解はありません。**自分の感じるままに、味の世界をさまよいながら探す表現のほうが、より記憶にも残りやすいと言えるでしょう。

専門書からひも解くコーヒーの味わい表現トップ20

コーヒーの味や風味の表現は、日本酒やワインのそれに比べて、一般には浸透していないかもしれません。どのような言葉が使われるのか、まずはリストを見てみましょう〈表9〉。

名詞で目につくのは、「酸味」や「苦味」といった基本味の表現。第二章でも触れた通り「酸味」と「苦味」はコーヒーのベースの味です。やはりコーヒーを語るうえで、**このふたつの味をないがしろにすることはできないようです。**一方で、サブの味の「甘味」もしっかりとランクインしています。

そして、気になるのは「チョコレート」という単語。コーヒーの「味（風味）の表現」では、頻繁に「チョコレート」が登場します。香りに応じて「ビターチョコレート」や

「ミルクチョコレート」といった風に展開されるので、ぜひ覚えておいてください。

ちなみに、チョコレートをひと口なめてからコーヒーを飲むと、いまひとつな味のコーヒーが、リッチな味わいに変わることがあります。**香りのうえでも、食べ合わせのうえでも相性のよい組み合わせなのかもしれません。**そのほかにも、ピーチやオレンジといった単語も存在します。意外に思われるかもしれませんが、コーヒーの味や風味の表現には、ときどき果物の香りが用いられます。それもそのはず、コーヒーの豆は、元はといえばコーヒーの木の実、つまり「フルーツ」なのです。

ほかの品詞に目を移すと、動詞であれば「煎る」「焙る」「焦げる」「焼く」「焦がす」といったような、**焙煎に関する動詞が特徴的。**「味（風味）の表現」を突き詰めるなら、やはり焙煎に触れないわけにはいかないのでしょう。形容詞や形容動詞にも面白い傾向があり、「柔らかい」「心地よい」「上品」「まろやか」「さわやか」「華やか」「繊細」といった語が、ずらりと並びます。これは、いわゆる「〝裏側〟を語るテクニック」に基づくもの。コーヒーが「苦くて強い味」であるのは当然なので、その**〝裏側〟の「繊細な味」の表現で、銘柄の特徴を伝える**という手法であり、表現者の腕の見せ所と言って

〈表9〉コーヒーの味わい表現・品詞別トップ20

	感動詞	オノマトペ	形容詞	形容動詞	動詞	名詞
1位	該当なし	すっきり	甘い	豊か	感じる	酸味
2位		しっかり	強い	上品	煎る	香り
3位		ちょっと	良い	まろやか	飲む	味
4位		ほとんど	浅い	なめらか	思う	苦み
5位		さっぱり	美味しい	複雑	出る	コーヒー
6位		あっさり	少ない	さわやか	残る	コク
7位		やっぱり	深い	独特	言う	風味
8位		ほんのり	酸っぱい	芳醇	楽しめる	甘み
9位		ツンと	弱い	きれい	持つ	特徴
10位		とろり	多い	華やか	焙る	バランス
11位		まったり	柔らかい	控えめ	焦げる	後味
12位		すーっ	薄い	濃厚	使う	豆
13位		じっくり	明るい	繊細	立つ	チョコレート
14位		ずっと	軽い	好き	違う	フレーバー
15位		はっきり	重い	自然	強める	印象
16位		さらり	高い	ソフト	広がる	ピーチ
17位		ざらざら	心地よい	フルーティー	焼く	オレンジ
18位		とろり	力強い	最適	取れる	ボディ
19位		どっしり	苦い	ビター	焦がす	仕上がり
20位		ふわっと	長い	滑らか	生み出す	質感

もいいでしょう。

コーヒーの「ニュータイプ・フレーバーホイール」

コーヒーの「ニュータイプ・フレーバーホイール」は、中心に五つの語があって、それを二重の用語が取り囲むという構造になっています〈図7〉。

中心の五つは、**もっともよく登場するテイスティングワードです。**ピーチとオレンジは、〈表9〉でも確認しましたが、ほかにもフローラル（花のかおり）、レモン、グレープフルーツなどが頻繁に用いられます。

フレーバーホイールの見方は、日本酒やワインと同じ。中心の語で自分のイメージに沿うものを「散歩するように」探し、その近くの言葉を見るという流れです。コーヒーは味が強いため、テイスティングを繰り返すと舌が疲れてしまうかもしれません。しかしその先には、自分好みの銘柄を探し当てたり、お気に入りのチョコレートに合うコーヒーを見つけたりといった喜びが待ち受けています。テイスティングは、じっくりと自分のペースで行うことが大事ですし、舌が疲れたときには休憩して、チョコレートやザッハ・トルテを食べてみるのもよいでしょう。

〈図7〉コーヒーの「ニュータイプ・フレーバーホイール」

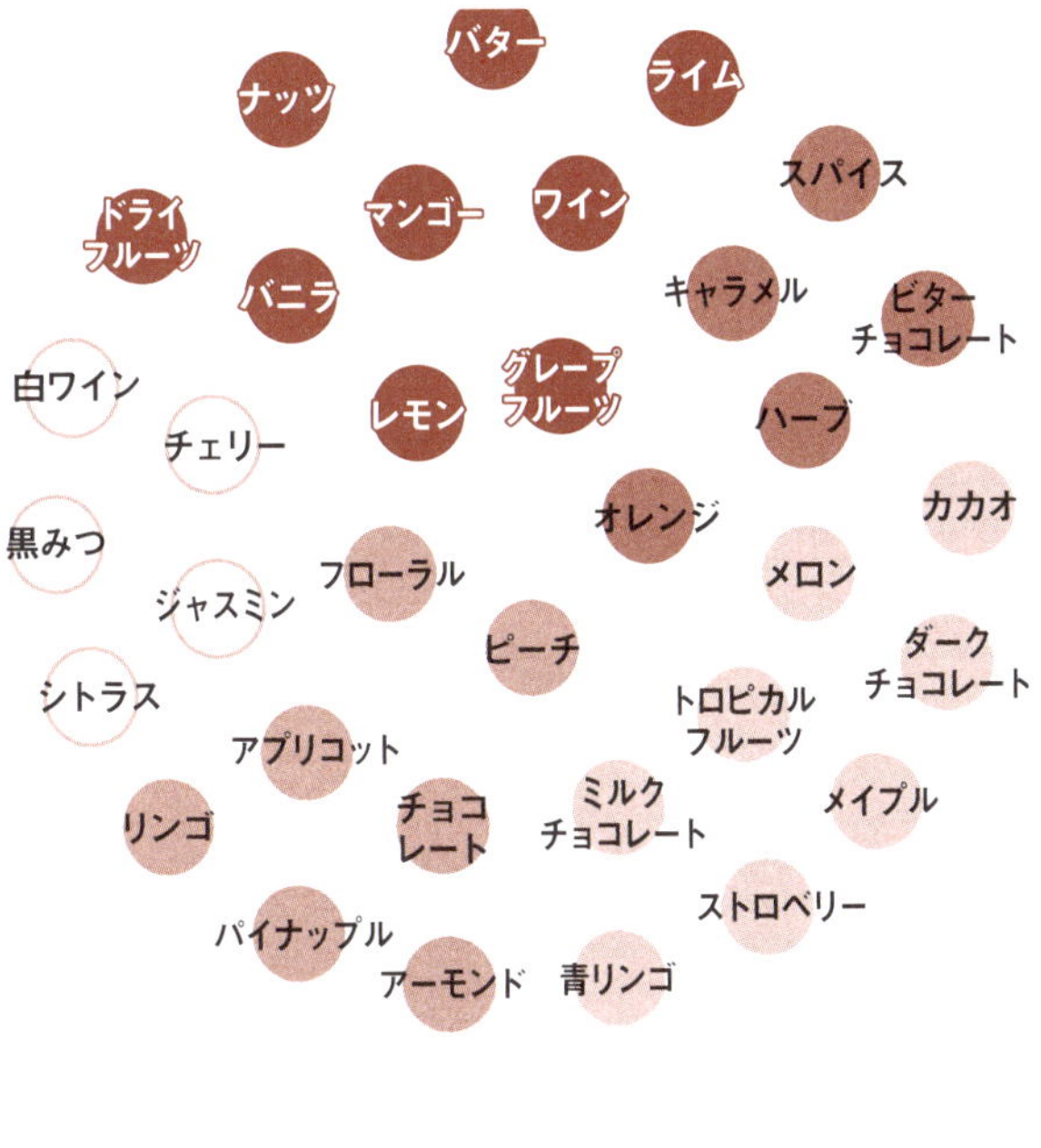

専門書からひも解くチョコレートの味わい表現トップ20

次に、チョコレートの味わい表現を見ていきましょう。

〈表10〉を見ると、チョコレートにまつわる名詞は、**コーヒーに似ているようにも思えます。**甘い嗜好品というのは珍しいので、どんな語が入るか気になるところですが、意外にも甘さを直接表現しているものは少なく、「クリーム」「砂糖」「キャラメル」「ムース」くらい。このうち「砂糖」は、テイスティングワードではなく、製法の記述に用いられるものです。

動詞については、「焼く」「煎る」などの、焼く系の用語が入っています。これはチョコレートの原料が、コーヒー豆のように焙煎されたカカオ豆であることに起因しています。そのほか、チョコレートの動詞で気になったのは**「合わせる」「加える」「作る」「抑える」「仕立てる」のような、製造にかかわる単語**です。ワインでも、いくつか製造の用語が見られましたが、あちらは主に名詞のカテゴリ。チョコレートの製造は言わば調理であり、その過程が味や風味に直接的に反映されやすいためかもしれません。

そして形容詞については、「赤い」や「黄色い」が気になります。どうやらチョコレ

〈表10〉チョコレートの味わい表現・品詞別トップ20

	感動詞	オノマトペ	形容詞	形容動詞	動詞	名詞
1位	該当なし	しっかり	良い	繊細	使う	香り
2位		はっきり	力強い	まろやか	合わせる	チョコレート
3位		ほんのり	甘い	豊か	続く	風味
4位		すっきり	強い	華やか	食べる	カカオ
5位		さらに	高い	ダーク	持つ	特徴
6位		しっとり	香ばしい	エレガント	広がる	酸味
7位		ゆったり	長い	上品	加える	バランス
8位		パリッ	明るい	独特	作る	味わい
9位		いっぱい	優しい	フルーティー	抑える	苦味
10位		うっかり	赤い	希少	生かす	アロマ
11位		たっぷり	多い	絶妙	含む	コク
12位		ちょっと	ほろ苦い	上質	入る	ショコラ
13位		とろり	黄色い	濃厚	とれる	クリーム
14位		どっしり	芳ばしい	爽やか	なめる	個性
15位		なかなか	甘酸っぱい	滑らか	出る	フルーツ
16位		ねっとり	少ない	丁寧	焼く	砂糖
17位		ひっそり	深い	さまざま	生み出す	エクアドル
18位		ふんわり	楽しい	シンプル	煎る	キャラメル
19位		やっぱり	軽い	控えめ	仕立てる	甘み
20位		パッ	程よい	自然	重ねる	ムース

ートの甘酸っぱい香りを表現する際、「赤い果実」や「黄色いフルーツ」といった言い回しで用いられるようです。

なお、チョコレートには、ここまでに触れてきた嗜好品にはない大きな特徴がありま す。「甘い」というのもそうですが、**一番の特徴は「手で食べる」という点。**

多くの嗜好品は、「ワイン→グラス」「日本酒→ぐい飲み」「お茶→抹茶碗」「コーヒー→コーヒカップ」といったように、そのものから派生するグッズが存在します。ところが、**指でつまんで食べるチョコレートには、それらに相当する派生品がありません。**それを補う意味もあってか、最近はチョコレートの舌触りを、より深く感じ取ってもらうべく、チョコレートそのものの形に仕掛けを施すメーカーが現れ始めています。

たとえば、明治の『明治・ザ・チョコレート』シリーズは、一枚の板チョコに数パターンの溝が切ってあり、ミニブロック型の部分や、ドーム型の部分が用意されています〈写真3〉。

これは同シリーズの特徴でもあり、ミニブロック型の部分は「苦味を軽減し、口当たりを軽くする」、ドーム型の部分は「ミルク系の濃厚感を楽しむ」といったように、口の中での溶け方や舌の動きを楽しめるデザインになっているのです。

〈写真3〉『明治・ザ・チョコレート コンフォートビター』(明治)

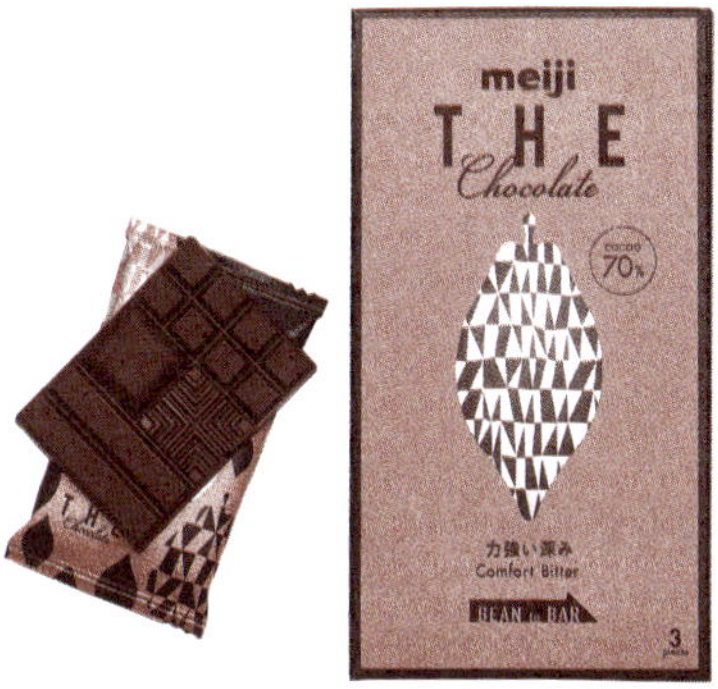

また、チョコレート専門店「Minimal」の製品は、さらにたくさんのパートに分かれており、「割ってひと口で食べる」「舌触りの違いを楽しむ」「かじる」「好きなサイズで遊ぶ」「誰かとシェアする」というように、各人に最適な食べ方が提案されています。

人間の舌は、機械的な味覚センサーと違い、**チョコレートの表面が波打つだけで、甘味の感じ方、香りの広がり方が変わります。**このポイントは、チョコレートが嗜好品としてさらなる発展を遂げる上でのキーポイントになるかもしれません。

チョコレートの「ニュータイプ・フレーバーホイール」

チョコレートのフレーバーホイールは、〈図8〉のようになります。このフレーバーホイールも、中心にある七つの語で印象を選び、そこから外側に向かって表現を探していくというスタイルになっています。

中心に置いた、大まかな印象をあらわす語は「ベーシック」「華やか」「フレッシュ」「上質」「力強い」「ビター」そして「なめらか」の七つ。基本的な使い方は、日本酒やワインと同じですが、「ベーシック」というカテゴリと「なめらか」というカテゴリは、少し毛色が異なりますので簡単に説明しておきたいと思います。

「ベーシック」は、タイプを問わず、どんなチョコレートの味にも使用できる語が集まっています。「豊かな」「繊細な」「エレガントな」というように、総体的な印象を表す語が多く、ここのカテゴリの語だけで表現するというよりは、ほかの言葉を組み合わせることで、より精緻な表現が可能になります。中でも注意してほしいのは「ナッツ」です。「ナッツの香り」は、一見テイスティングワードのように思えますが、チョコレートであれば、多かれ少なかれ「ナッツ」の香りはするものです。それゆえ、「ナッツ」を単体で使うのではなく、「香ばしいナッツの香り」や「やや甘く穏やかなナッツの香り」のように、印象を表す言葉を足したいところです。

〈図8〉チョコレートの「ニュータイプ・フレーバーホイール」

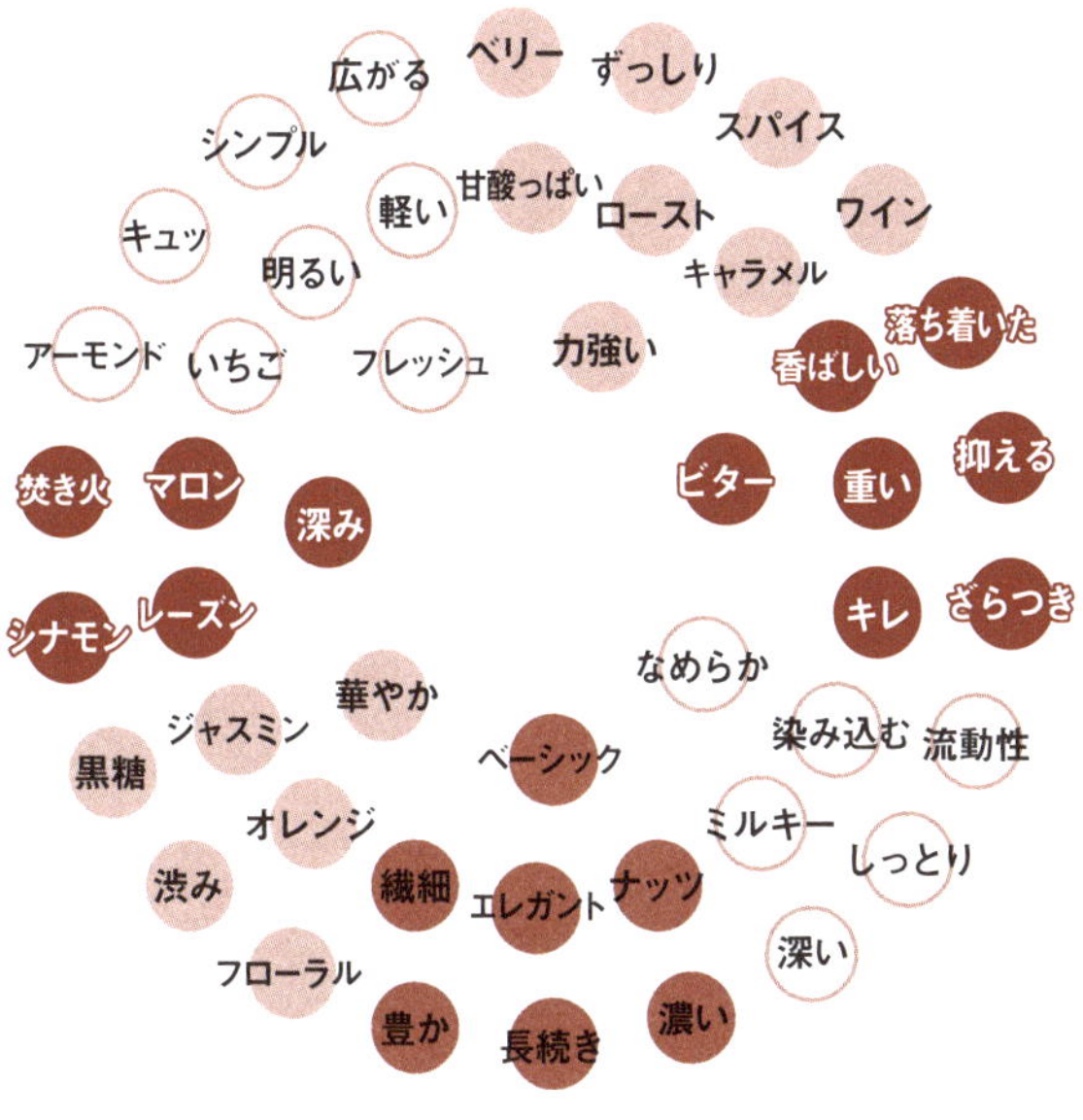

「なめらか」グループは、口溶けやテクスチャを意識するときに表現の助けとなってくれる語でしょう。ここまでに紹介してきた「ニュータイプ・フレーバーホイール」は、飲み物の表現用でしたが、チョコレートは食べ物です。食べ物には「噛む」という動作が加わるので、テクスチャの表現をまとめてひとつのカテゴリーにしています。

いかがでしょうか。チョコレートの「ニュータイプ・フレーバーホイール」は、食べ物ということで、やや特徴的な構造になりました。ここからは、スパイスカレー、そしてラーメンと、より複雑な食べ物に対応する「ニュータイプ・フレーバーホイール」を提案していきます。

第三章で身につけたテイスティング方法で、細かな味を感じ取り、本章の「ニュータイプ・フレーバーホイール」で言語化の練習を進めながら、どんどん応用力を身につけてください。

専門書からひも解くスパイスカレーの味わい表現トップ20

たくさんのスパイス、具材、味刺激がひしめき合うスパイスカレーの味わいを表現するときは、どこに目をつけるべきなのでしょうか。専門誌や書籍のコメント集約三万語から、そのヒントを探っていきます。〈表11〉を見ると、各品詞がバランスよく役割分担をしているなという印象を受けますが、ほかの料理と比較するまでもなく、**スパイスや辛さに関する言葉が圧倒的に多くなっています。**

名詞だけを見てみても「スパイス」「辛味」「刺激」など、基本味の中でも刺激的な味が並びます。やはりスパイスカレーの味わいの表現は、「辛味」をどのように表現するかが鍵となりそうです。

それを踏まえつつ、形容詞と形容動詞のランキングを見ると、ひとつの疑問が浮かび上がってきます。それは**「〝辛い〟という感覚は〝辛い〟以外の表現がないのではないか」**ということ。

〈表11〉の形容詞、形容動詞のランキングを見る限りでは、「辛い」を表すような別の言い回しがほとんど見当たりません。ランク外から頑張ってひねり出しても「刺激的」。言語を変えたところで、「ホット」や「スパイシー」くらいです。

そこで今度は「辛さを伝えるための形容表現として、どんな単語が活用されているのか」に注目すると、形容動詞の欄には、使えそうな語がたくさんラインナップされて

〈表11〉スパイスカレーの味わい表現・品詞別トップ20

	感動詞	オノマトペ	形容詞	形容動詞	動詞	名詞
1位	ああ	しっかり	辛い	好き	食べる	カレー
2位	うん	サラサラ	優しい	濃厚	使う	スパイス
3位	おっ	たっぷり	強い	独特	煮込む	香り
4位	ほう	ほんのり	美味しい	まろやか	作る	店
5位	ま	ちょっと	多い	シンプル	感じる	カレーソース
6位	あの	すっきり	心地よい	丁寧	炒める	風味
7位	いやあ	じっくり	高い	不思議	出る	野菜
8位	お	さらりと	やわらかい	強烈	入る	料理
9位	おお	あっさり	深い	贅沢	訪れる	メニュー
10位	おやっ	ときどき	嬉しい	幸せ	頼む	インド料理
11位	なるほど	ずっと	美しい	控えめ	持つ	玉ねぎ
12位	アッ	ちゃんと	軽い	爽やか	加える	肉
13位	以下該当なし	ゆっくり	奥深い	上品	言う	店主
14位		さっと	長い	滑らか	入れる	コク
15位		それだけ	力強い	見事	仕上げる	酸味
16位		ひっそり	香ばしい	十分	煮る	ご飯
17位		ふわっと	程よい	豊か	出す	口
18位		ゴロゴロ	濃い	ユニーク	運ぶ	辛味
19位		ツン	近い	絶妙	楽しめる	旨味
20位		うっすら	白い	独自	残る	刺激

いることがわかります。たとえば「不思議な」「強烈な」「爽やかな」「控えめな」など。こうした形容動詞は、辛さの細かいニュアンスの違いを表現する際に役立ちそうです。そしてもうひとつ、辛さを効果的に伝えるために欠かせない語があります。それは、オノマトペです。

すでに少しだけ触れましたが、オノマトペは痛みを表現するのにとても便利な語だと言えます。あなたも一度は「ズキズキする」や「ヒリヒリする」といった言葉を使ったことがあるはずです。そして実は、**痛みの表現というのは、辛味の表現に応用して使うことができます。**それもそのはず、第二章でもお伝えした通り、辛いという感覚の正体は、痛覚の刺激だからです。

実際に雑誌や書籍のレビューを見ると、「ヒリヒリと舌にくる辛味」「舌がピリピリするような辛さ」「ディルが効いてピリリと辛い」「スパイスで舌がジンジンする」「辛さもキリリとしていて」「スパッとしつつも後を引く辛さ」といったように、オノマトペが頻繁に登場します。**「辛い」という単純そうに見えて意外に多様な感覚を、できる限りストレートに伝えるために、**ぜひ皆さんもオノマトペを駆使してください。

スパイスカレーの「ニュータイプ・フレーバーホイール」

続けて、スパイスカレーの「ニュータイプ・フレーバーホイール」に言及していきますが、その前にお伝えしたいのは、**料理の「フレーバーホイール」というのは非常に特殊で、これまでにあまり例がないということ。**

ワインや日本酒のような嗜好品の場合は、銘柄ごとに微妙な差異があったとしても、原料自体は共通。逆説的に言えば、共通の原料から、それぞれ異なる風味が醸し出されることに意義があり、その多様性がフレーバーホイールに落とし込まれているわけです。

しかし、料理はと言うと「ナッツの香りがほしいな」と思えばナッツを振り掛ければOK。メインの具材として入れることもできますし、隠し味のように足していくこともできます。

したがって、料理の味わいを表現する際は、たとえば「あさりの磯の香りがする」というように**風味を語るだけでは、アウトプットの情報が足りません。**「甘味」や「旨味」などの基本味のレベルで、味がどのように感じられるかを言葉にする必要があるのです。

たとえばカレーの甘味であれば、どのような素材によってその甘味が出てきて、どのような調理をしていて、どのような調味料を使っているのか。**自分が感じた甘味の根拠を、明確にする能力が求められます。**

これを踏まえて、〈図9〉のスパイスカレーの「ニュータイプ・フレーバーホイール」を見てください。

中心にはカレーの基本的な味である辛味、酸味、そして甘味。それぞれの表現が、その外側に展開しています。使い方もこれまでとは少し違うので、簡単に説明しておきます。

❶辛味、酸味、甘味の中から、まずは表現したい味を決める

❷味が決まったら、その味の印象の系統を、すぐ外側の三つの言葉の中から選ぶ（例：「甘味→ぽってり系」）

❸外側から二番目の列から、味の印象の系統を引き出している素材を探し出す（例：「ぽってり系の甘味」を出しているのは、ココナッツミルクの甘味や玉ねぎを煮詰めた甘味では？　というヒント）

❹一番外側の列から、印象に合った（甘味を修飾する）表現を選ぶ

〈図9〉スパイスカレーの「ニュータイプ・フレーバーホイール」

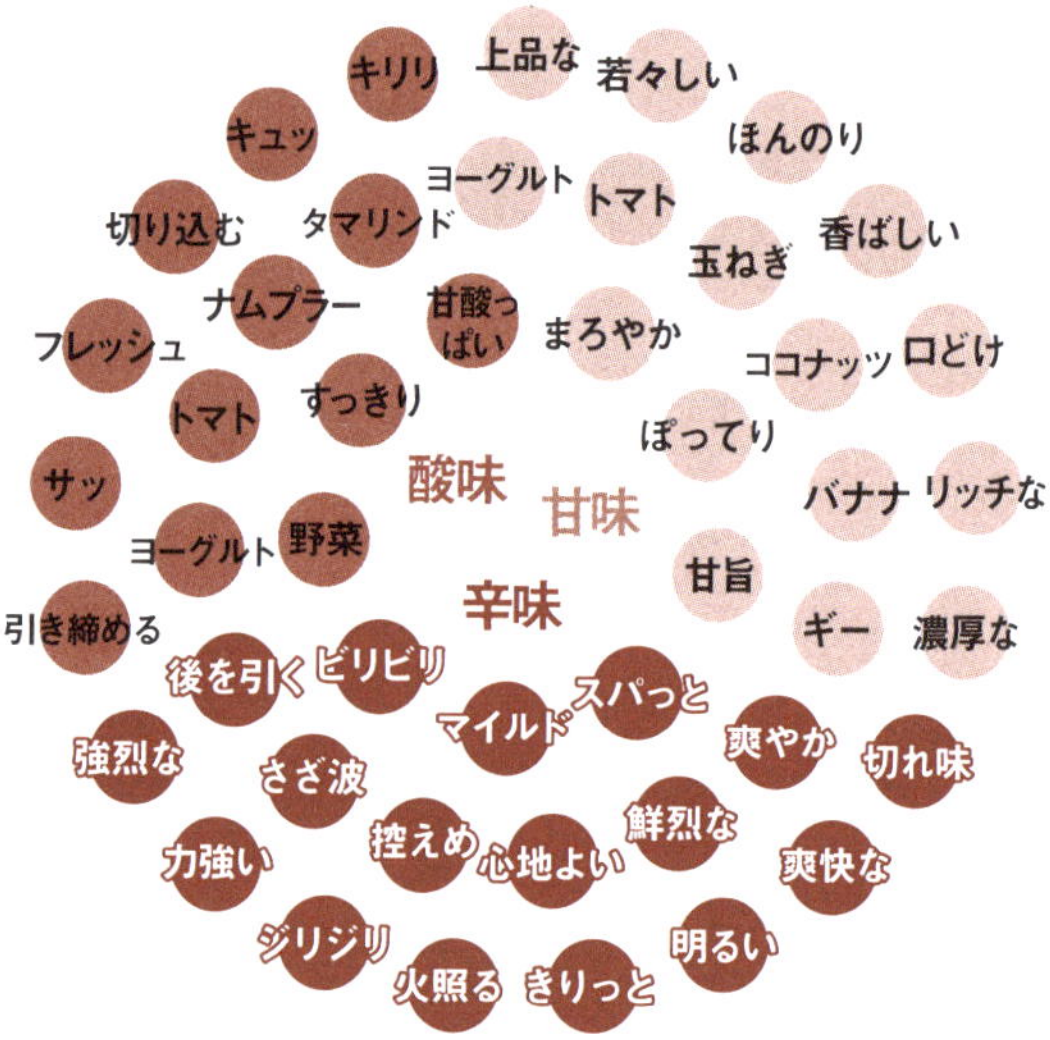

この「ニュータイプ・フレーバーホイール」を使えば「ぽってりとした、玉ねぎの香ばしい甘味」というように、**素材と味の印象をセットで表現する習慣がつくはずです。**

また、そういった表現ができれば、「産地直送」などの情報表現も一層活かすことができます。最終的に「じっくり炒めた玉ねぎの……」といった風に調理の情報を足すことができれば言うことはありません。

なお、ここに挙げた言葉の印象は、あくまでも私が感じたものです。「バナナのぽってりした甘み」を感じることも当然ありますので、表現のヒントとしてお使いください。

専門書からひも解くラーメンの味わい表現トップ20

ラーメンは、数ある食品の中でも、とくにメディアで取り上げられることが多い食べ物。テレビでは、いわゆる「食レポ」で。雑誌では写真とともにレビューが掲載されているのをよく見かけます。ただし、ラーメンの味のバリエーションは膨大で、いざ正確に味を表現しようとすると、混乱してしまうことが多々あります。それを踏まえ、まずはラーメンの味や風味を表現するときに、何を語ればよいのかを探る意味でも、**雑誌や**

専門書籍で使われているラーメンの味や風味の表現を頭に入れておきたいところです〈表12〉。

リストを見るとわかる通り、ラーメンの味や風味の表現に使われる語は、これまで見てきたものとは少々趣が異なります。たとえば名詞のトップ20を見ると、基本味が極端に少なく「旨味」と「甘味」のみ。ワインも基本味はあまり使われない傾向がありますが、香りがメインとされるワインに対して、味そのものを売りにしているラーメンで、ここまで基本味の表現が少ないのは驚きです。代わりに多用されているのは、スープやダシの種類を表す言葉。煮干し、豚骨、醤油、鶏がら、魚介……。華々しい多様化を遂げたラーメンは、いまや映像や写真だけで「何ラーメンか」を察することはできません。味のコメントや紹介文において、スープやダシの種類に言及することは必須のようです。

次に動詞を見てみましょう。**明らかに、味や風味の表現が少ないことがわかります。**メインで使われているのは、ラーメンの調理や製法に関する言葉。「炊く」「加える」「作る」「煮る」「仕上がる」「組み合わせる」「引き出す」というような語がランキングを占めています。

〈表12〉ラーメンの味わい表現・品詞別トップ20

	感動詞	オノマトペ	形容詞	形容動詞	動詞	名詞
1位	該当なし	しっかり	強い	濃厚	合わせる	スープ
2位		あっさり	高い	絶妙	食べる	旨み
3位		ホロホロ	優しい	見事	炊く	麺
4位		たっぷり	奥深い	丁寧	加える	ラーメン
5位		さっぱり	香ばしい	芳醇	作る	煮干
6位		じっくり	淡い	シンプル	香る	豚骨
7位		すっきり	良い	複雑	使う	香り
8位		ツン	たまらない	しなやか	煮る	醤油
9位		どっしり	甘い	華やか	効く	コク
10位		どんどん	濃い	繊細	取る	一杯
11位		まったく	深い	多彩	上げる	鶏
12位		ギュッ	力強い	大量	仕上がる	風味
13位		キリッ	辛い	ふくよか	楽しめる	がら
14位		ぐいぐい	美しい	メイン	持つ	魚介
15位		しっとり	柔らかい	穏やか	組み合わせる	自家製麺
16位		ちゃんと	懐かしい	独自	入れる	バランス
17位		ドロドロ	軽い	濃密	引き出す	ダシ
18位		はっきり	旨い	豊か	思う	ベース
19位		コトコト	太い	まろやか	出る	甘み
20位		ねっとり	幅広い	ピュア	用いる	塩

一方で、**形容詞や形容動詞には、「味（風味）の表現」で参考になりそうな語が並びます。**「濃厚」「芳醇」「華やか」「繊細」「濃密」「豊か」のような形容動詞は、スープの香りを言い表すときに活躍してくれそうです。

多くの人は、ラーメンの感想を「あっさり」や「こってり」で済ましがちですが、同じ「こってり」でも、前述のような語を上手に使い分けることによって、よりリッチな表現を生み出すことができます。ちなみに、「濃厚な味」は表現が思いつきやすいものの、「あっさり系の味」は表現の難易度が高め。ここにランクインしている「しなやか」「華やか」「繊細」「多彩」「穏やか」「まろやか」「ピュア」「フレッシュ」「上品」「優しい」「淡い」「美しい」「柔らかい」「軽い」というような語は、ぜひ自分の表現パターンの中に組み入れたいところです。

これらを踏まえて、**ラーメンの味わい表現を豊かに生み出すには何を語るべきか**を考えてみましょう。あくまでも架空ですが、たとえばこんな一文があったとします。

70年の伝統を受け継ぎ、地元客にも愛される醤油ラーメン。透き通ったスープに、黄金色のネギ油がきらきらと光ります。麺は店主こだわりの自家製中太麺。スープとの絡みもよく、モチモチとして食感も楽しめる。おすすめのトッピングはたっぷりの焦がしネギ（100円）。あっさりとした魚介系のスープとの相性も抜群で、あっという間にどんぶりは空っぽに。

本書をここまで読み進めた皆さんであれば、即座に突っ込むでしょう。

「それ全部、写真見ればわかるじゃん！」

旅行雑誌のラーメン記事などを読むと、この記事を書いた人は、本当にラーメンを食べたのだろうか……と閉口してしまうこともありますが、**その原因は「味わいを語っていない」という点に尽きます。**

さきほどの例文の場合、写真から読み取れない情報は「モチモチ」と「あっさりとした魚介系のスープ」のみ。このくらいであれば、電話で取材しても答えてくれそうです。ラーメンの味や風味を頭の中に残そうとするとき、「見ればわかる」ことを言語化しても意味はありません。写真や映像はスマホで撮っておけばいいし、家に帰ってからネットで検索すれば思い出せます。**大事なのは、とにかく「自分自身が体感したこと」なのです。**

ラーメンは味のるつぼであり、「表現する」という意味では難易度の高い食べ物。スープひとつを言い表すにしても、本書で挙げてきたようなテクニックをいくつも駆使しないと太刀打ちできません。口の中の部位、時間変化……。しかし、すべてを言語化しようとすると、ラーメンはどんどん伸びていきます。目の前のラーメンを見て、何を言語化し、記憶に留めるべきなのかをピンポイントで見抜くスキルも、同時に養う必要がありそうです。

ラーメンの「ニュータイプ・フレーバーホイール」

ラーメンの「ニュータイプ・フレーバーホイール」は、**ダシ（旨味）、スープ（塩味）、そして香味油を中心に据えたものとなります。**ラーメンはいわゆる「支那そば」「中華そば」と呼ばれるものから「新ジャンル」や「ご当地ラーメン」まで、戦国時代にたとえられるほど多様な個性があります。

そのすべてを網羅したフレーバーホイールは作成不可能なので、今回はスープとしてはもっともオーソドックスな醤油、味噌、塩を扱います。なお、ダシと香味油については、すべてのラーメンに共通していると思われるので、ラーメンの味わいを表現するうえでは汎用的な内容になっているはずです。順を追って、〈図10〉のおおまかな構造を見ていきましょう。

まず、スープについては、味噌、醤油、塩のそれぞれについて、よく使われる味わい表現をまとめています。シンプルな味で表現の難しい塩ラーメンも「柔らかく繊細な塩味」「まろみがありつつもキレ味が鋭いスープ」というように、印象をより細かく言葉にしていくことができるはずです。

ダシについては、スープと同じように鶏ダシ、豚ダシ、魚介ダシの三つに分類したうえで、それぞれのダシの特徴を彩る言葉を配置しました。スープの表現と組み合わせることで、「グラマラスでありつつも、上品な鶏の旨味に奥行きのある醤油がよくマッチしている」というように、味の表現の土台を完成させることができます。

香味油については「油ストロング」から「油マイルド」までの軸の中に、「クリア」

〈図10〉ラーメンの「ニュータイプ・フレーバーホイール」

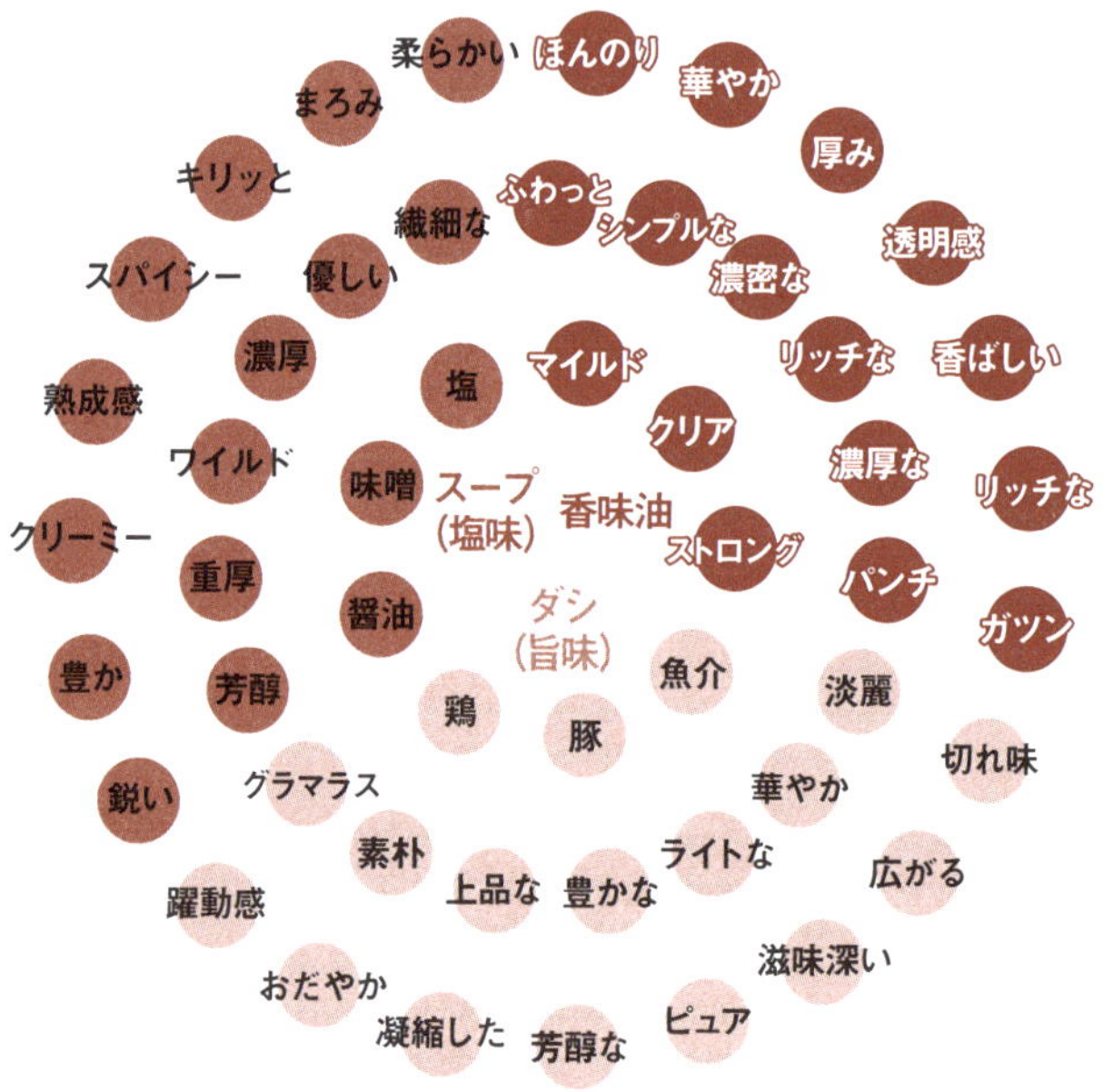

を入れておきました。「力強い」「パンチのある」といったストロングな香味から、「落ち着いた」のようなマイルド系まで、**油の印象ごとにグラデーションで表現を整理しておくことが重要となります。**

なお、香味油は基本的に動物香味（鶏油や豚背脂など）、植物香味（ネギ油やニンニク油など）、魚介香味（イリコ油やホタテ油など）に分かれます。この「ニュータイプ・フレーバーホイール」は、表現を探すためのものなので、それぞれの香味油を入れていませんが、もし可能であれば香味油の素材にも目を向けてみてはいかがでしょうか。

言葉を紡ぐことで味は形になる

本章では「味（風味）の言語化」について言及してきましたが、最後に、これからあなたが味や風味を言語化していくうえで大きな支えとなる、金言を授けましょう。

「言葉にすることで気づき、気づくことで言葉になる」

味や風味を表現することの本質は、「味わっているものを語る」ことではありません。**よくわからないけれど、「とりあえず言ってみる」ことが最優先。**リンゴの香りかモモの香りかわからないけれど、とりあえず「爽やかなモモ」と言ってみることで、表現の違和感や、その言葉の埒の外の感覚に気づくはずです。そしてその感覚を、**試しにまた別の言葉で言い表してみるのです。**

このような、「わからないものを試しに言葉にする」→「その言葉で言い表せない違和感に気づく」→「その違和感をあらためて言葉にする」というループで、あなたの表現力は高まっていきます。

この金言は、「味わいの言語化とは、味を正しく要素に切り分け、そのひとつひとつに正しい単語を当てはめることだ」と信じている人には秘密にしておきましょう。そして、「味わいの表現に正解はない」ということを、自分の心の中で反すうしてください。

本章では、日本酒、ワイン、コーヒー、チョコレート、スパイスカレー、ラーメンの五つの食品を題材に言語化のストラテジーをお伝えしましたが、言うまでもなく、これらの知識や考え方を発展させれば、対象の食品が肉でも、魚でも、はたまたそれがチャーハンだったとしても対応することができます。

すでに皆さんは、たくさんの「味わい表現」を習得し、ほかの人が気づかないたくさんの味を感じ取れる素養を身につけたわけですから、仮に今日の晩御飯に食べ慣れたおかずが出たとしても、**いつもとは違う味に気づけるはずです。**

最終章では、自分が食べた食品に〝ラベル〟を貼り、頭の中で整理するための方法をお伝えしてきます。

第5章

記憶したすべての味を自在に呼び出すための思考と、脳内の整理術

無数の味にラベルを貼る方法

第三章では、味を正確に捉えるための手法として、具体的なテイスティングの方法について学びました。続く第四章では、テイスティングによって捉えた味を「言葉に落とし込む」という作業。つまり「味の言語化」のための考え方とコツを伝授しました。

最終章を読み進める前に、このふたつのステップを踏んだことで、あなたができるようになったことをおさらいしてみましょう。

たとえば、あなたがAとBのふたつの銘柄のコーヒーをテイスティングしたとします。

いまのあなたは、口の中の空間と時間を意識し、**両方のコーヒーの味をしっかりと把握できる**はずです。そして、感じた味は、表現のレパートリーを駆使して**的確に言語化で**

きます。

「Aはすっきりとしていて、それでいて甘味がある。さわやかな酸味も少し。一方のBは、上品で豊かな香り。しっかりとした苦みの中に、まろやかなコクが感じられる」。

これまでは「両方とも美味しい！」としか表現しかできなかったあなたは、もういません。これは大いなる進歩です。

しかし、「味の探究」はここで終わりではありません。いまお話ししたのは、あくまでも「AとBのコーヒーの味を理解し、双方の違いを見つける」という作業。**当然ですが、コーヒーはA、Bの二種類しかないというわけではありません。**あなたはこれから、もっとさまざまなコーヒーを口にすることになります。それを考えると、「Aのほうが甘い」や「Bのほうが香りが豊か」と、二つの味の特徴を比較できるだけでは、新たにCやD、あるいはEという銘柄のコーヒーに出会ったときに混乱が生じます。

そこで必要になってくるのが、「味の軸」のイメージです。「味の軸」とは、軸となる味で括られた枠の中で、いま味わったものはどこに位置するのかをマッピングするためのもの。汎用性の高い四つのコーヒーの味の表現をもとに二本の軸を作り、それを十字に交差させることで、自分が口にしたコーヒーの味を配置するための座標を作るという算段です。

二本の軸がブレさえしなければ、Cの味やDの味が増えても、**そこにあるすべての味を相対的に比較し、新たに配置していくことができます。**

ここで初めて、あなたが味わうであろう無数のコーヒーの味が「分類・可視化」され、マクロ的に把握できるようになるというわけです。

本章では、味のスペシャリストになるための仕上げの段階として、この「軸」をイメージすることを学んでいただきます。

「味の軸」のワードはどう選ぶ？

「味の軸」は、本来、各々が特定の料理やお酒を何度も味わいながら完成に導くものです。しかし、本書をお読みの皆さんには、いち早く「味の軸」の便利さを体感してもらいたいということもあり、今回は前章までに登場した食品に限定して、**四つの言葉から**

構成される二本の基本軸をプレゼントします。

それぞれの軸は、食品の味や風味を表現する際の、**両端の言葉をつなぐグラデーションによって形成された直線だと考えてください。**

たとえばコーヒーの場合であれば「丸いタイプ」か「鋭いタイプ」か、という軸が考えられます。口に入れたとき、同じ酸味ベースのコーヒーであっても、「まろやかで口当たりのよいタイプ」なのか、「キレのあるタイプ」なのか。このふたつの言葉を意識するだけで、コーヒーの「味わい力」は一歩前進します。

そしてもう一本、「力強いタイプ」と「柔らかいタイプ」というキーワードからなる軸も提供しましょう。この「丸い」か「鋭い」か、そして「力強い」か「柔らかい」かという、**四つの言葉を基準に二軸マッピングを作ることで、あなたの舌は確実にレベルアップします。**

以降を読み進め、「味の軸」への理解を深めたら、例として挙げた六食品の軸を参考にしながら、まったく別の食品の軸も作ってみてください。

また、これからお見せする「味の軸」の例の中には、あなたの感覚と合わないものが出てくるかもしれません。

たとえば日本酒を飲んで、香りが「ふわふわ広がる」ではなく、もっと勢いよく外側に向かうイメージを持ったとしましょう。そんなときは、あなたが感じたズレを土台にして「花が開くような」とか「跳び出すような」「弾けるような」というような言葉に置き換えてください。**この〝置き換え〟こそが、そのほかの食品で「味の軸」を作るための第一歩となる可能性があるから**です。「味わい表現」と同様に、「味の軸」の言葉選びにもルールはありません。少々乱暴な言い方をすれば、**軸に採用する言葉は、なんでも構わないのです。**

「そうは言っても、味の軸をゼロから作るのは大変じゃん」という方のために、おおまかな流れだけ説明しておきます。

たとえば、あなたがお茶の「味の軸」を作りたいと思ったとします。何も前情報がない状態から軸を作ろうとしてもうまくいかないでしょう。まずは情報収集。何種類かのお茶を飲み比べ、「苦い」「渋い」「甘い」「さっぱり」……といった、自分なりの味の情報をピックアップしてください。そして、その表現のキーワードを使って、軸の両端を決めていくのです。当然ですが、味わうお茶の種類が増えれば、最初に設定した軸の範

〈図11〉日本酒の二軸マッピング

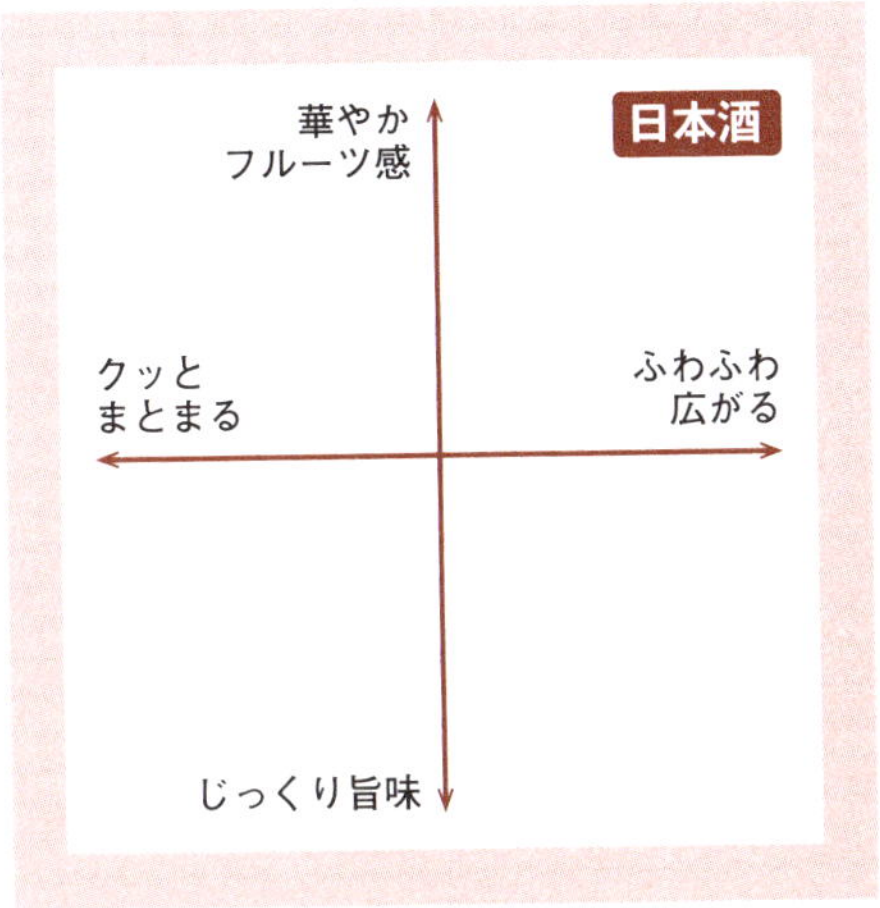

囲に収まらない銘柄に出会うこともあります。そんなときは、自分の軸の範囲を広げたり、言葉を置き換えたりすることで、軸をアップデートしてください。

「味の軸」を使ってマッピングする作業は、逆説的には**「味の軸」に収まらないものを見つけ出す作業**でもあります。違和感こそが表現の種。あなたが実際に感じた味を大切にして、最終的には**あなただけの「味の軸」**を完成させてください。

特別公開① 日本酒の二軸マッピング

最初に皆さんにプレゼントするのは、日本酒の「味の軸」です。具体的には〈図

11〉のようになります。ひとつ目のプレゼントということで、使い方も説明しておきましょう。

まずは、このページを開きながら日本酒を口に含み、舌で転がすようにして味わってみてください。いかがでしょうか。次に、**ファーストインプレッションで縦軸のマッピングを行います。**「フルーツの香りがする華やかなタイプか」あるいは「じっくりと旨味で押してくるタイプか」を選んでください。そのどちらでもない「落ち着いたタイプ」かもしれません。その場合は、真ん中あたりということで結構です。

縦軸の場所をなんとなく決めたら、横軸に目を移しましょう。横軸では「クッとまとまるタイプか」それとも「ふわふわ広がるタイプか」を選びます。味や風味は、舌の上だけで感じるものではありません。ここまでに習得した**「空間の意識」と「時間の意識」を駆使し、**じっくりと味わってください。

ちなみに「クッとまとまるタイプ」とは、「舌の上や口の空間の真ん中で、まとまった形で留まるような印象」のお酒です。球体や四角形で、味に輪郭が感じられる場合もあります。一方で「ふわふわ広がるタイプ」は、味の形がはっきり見えるというよりは、「口の中を気体としてふわふわ、あるいは湿度のある霧のように漂っている印象」のお酒です。「この日本酒、どんな味がする？」と聞かれると答えに詰まってしまいますが、「フルーツ系か旨味系かで言うとどっち？」とか、「クッとまとまる？　それともふわっと広がる？」と聞かれれば、なんとなく答えやすいはずです。ぜひ、この「味の軸」をもとにして、さまざまな銘柄のテイスティングを行ってください。

特別公開②　ワインの二軸マッピング

ワインの味や風味を感じようとするとき、**「何の香りがあるか」ばかりに意識が向いてしまい、結局、味がよくわからない**というのは、ありがちなパターン。

あらためて説明しておくと、「どんな香りがあるか」というのは、名詞的なモノの見方です。複雑な味わいを要素に分けて成分を列挙していくという、分析的な認知と言ってよいでしょう。

このような分析的なワインの評価表現は、ソムリエのお家芸です。逆に言うと、**お店で飲むときにはソムリエに「どんな香りがあるんですか？」と聞けばいいし、**家で飲むときにはラベルを見ればきっと書いてあるはずです。

ソムリエのような評価表現をしたいのであれば、専用のトレーニングがあります。し

〈図12〉ワインの二軸マッピング

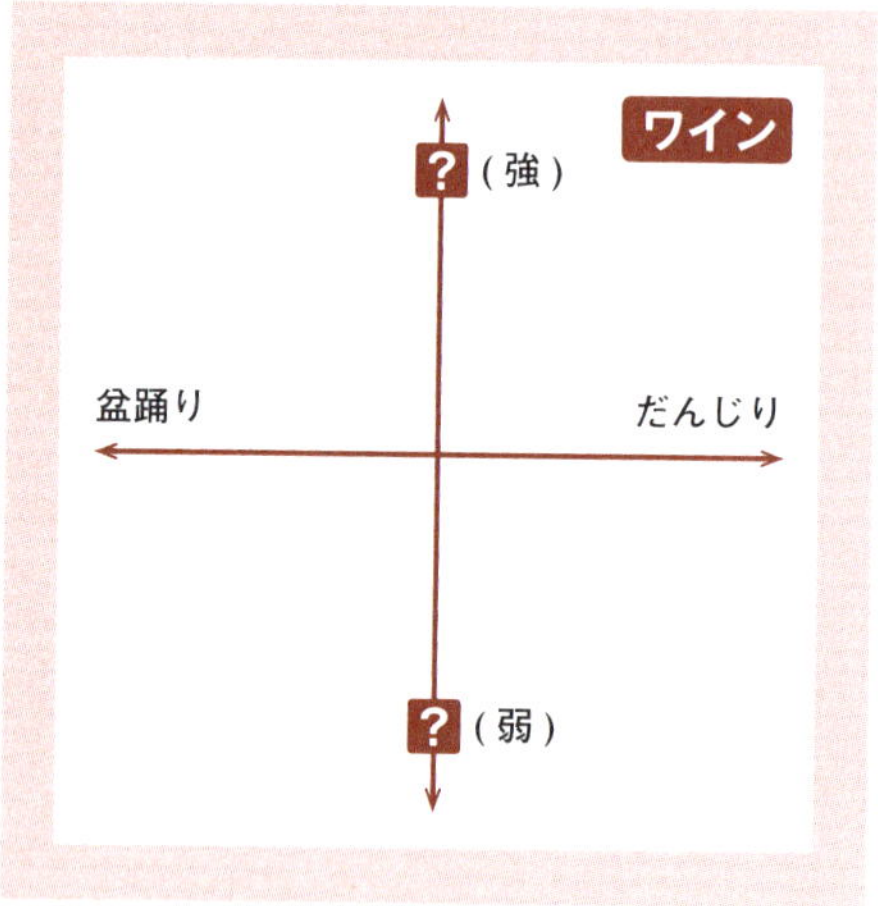

かし、本章で目指すのは分析ではありません。昨日飲んだワインと目の前にあるワインを比較し、特徴の違いを記憶することが、ここでの私たちの目標になります。

ソムリエの分析的なコメントでは言い表せない、自分の感覚を反映した表現。その鍵を握るのは何か？　第四章でもお伝えしたとおり、それは形容詞や、動詞的な意味合いを持つ言葉です。

まず〈図12〉をご覧ください。縦軸は空欄になっていますね。ワインの「味の軸」は、ちょっと趣向を変えて、実践的なアプローチをしてみます。

空欄部分には、自分のイメージにぴったた

りな言葉を入れてください。入れるとよいのは、「強・弱」でペアになる、形容詞的な表現です。たとえば、「濃い・薄い」「深い・浅い」「重い・軽い」「力強い・優しい」「暗い・明るい」といった表現です。「しっかり・ふんわり」「どっしり・さっぱり」のような軸でも構いません。

この「強・弱」の軸は、赤ワインの一般的な用語としては「フルボディ」と「ライトボディ」という言葉で分類されます。しかし重要なのは、**自分に〝しっくりとくる〟軸を用意することです。**ラベルに「ミディアムボディ」と書いてあるからといって、「あぁ、ミディアムボディなんだな」と思っていても何も始まりません。同じ「強・弱」の感覚を表現するにしても、外から与えられた言葉でなく、自分が納得できる言葉を使うほうが、銘柄ごとの性格も見えやすくなるはずです。

もう一本の軸（横軸）は動詞的、つまり口や鼻の空間の中で、味わいの要素がどのように絡み合うかという動きを表すための軸です。たとえば、「ランナー」は指で指し示すことができるけれど、「走る」という動きは、指し示すことができないように、動詞が意味するものは事物的というよりは概念的です。それだけに、**動詞を使った味わい表**

現というのは、非常に高度な技となります。

加えて言うと、味わいを動詞で言い表すということは、**口の中を静止画ではなく動画的に表現するということ。**口の中でどのように味わいが動き、変化し、駆け回っているかを動画的にイメージできれば、自然と的確な動詞が浮かび上がってくるはずです。

しかし、ことはそんなに簡単ではありません。

そこで今回は、ややアクロバットな試みですが、お祭りのイメージでたとえてみたいと思います。赤ワインでも白ワインでも構いません。口の中にひと口含んで、どういう風に味や香りがうごめいているかを、動画的に捉えてみてください。

しずしずと落ち着いたイメージでしょうか？　それともいろいろな味が駆け回っていますか？

いくつかの味わいが、全体としてまとまりつつ、秩序正しく動いているというイメージは「盆踊り」としておきましょう。逆に、主張の激しい味があったり、勢いがある動的なイメージを仮に「だんじり」とでもしておきましょう。

重要なのは、「盆踊り・だんじり」というふたつの言葉をもとに、**動きのイメージに意識を向けることです。**もちろん、動きのイメージが湧きやすいものに書き換えて、自分なりの軸を用意することができれば最高です。静と動の対比イメージがつくようなものであれば、穏やかな川と荒々しい川で「阿武隈川・天竜川」なんていうものでもいいでしょう。

味の記憶や比較のプロセスは、他人に明かす必要はなく、自分だけがわかればＯＫ。**「だんじりみたいなワインだな」なんて思っておいて、自分の頭の中で区分しておく。**それで十分なのです。

特別公開③　コーヒーの二軸マッピング

人間と同じように、コーヒーにも性格があります。そして、**性格を表現するのに最適な品詞の代表格は形容詞。**「優しい」「おだやか」「柔らかい」「力強い」といった言葉が挙げられます。ところで、ひと口に形容詞と言っても、言葉ごとに働きは異なります。たとえば「鋭い」「丸い」のようなものは、銘柄間の「比較」に威力を発揮するタイプです。「分厚い」や「フルーティ」といった形容詞は、比較ではなく一対一で銘柄の特性を表すのが得意なタイプ。当然ながら「味の軸」に使いやすいのは前者でしょう。

〈図13〉コーヒーの二軸マッピング

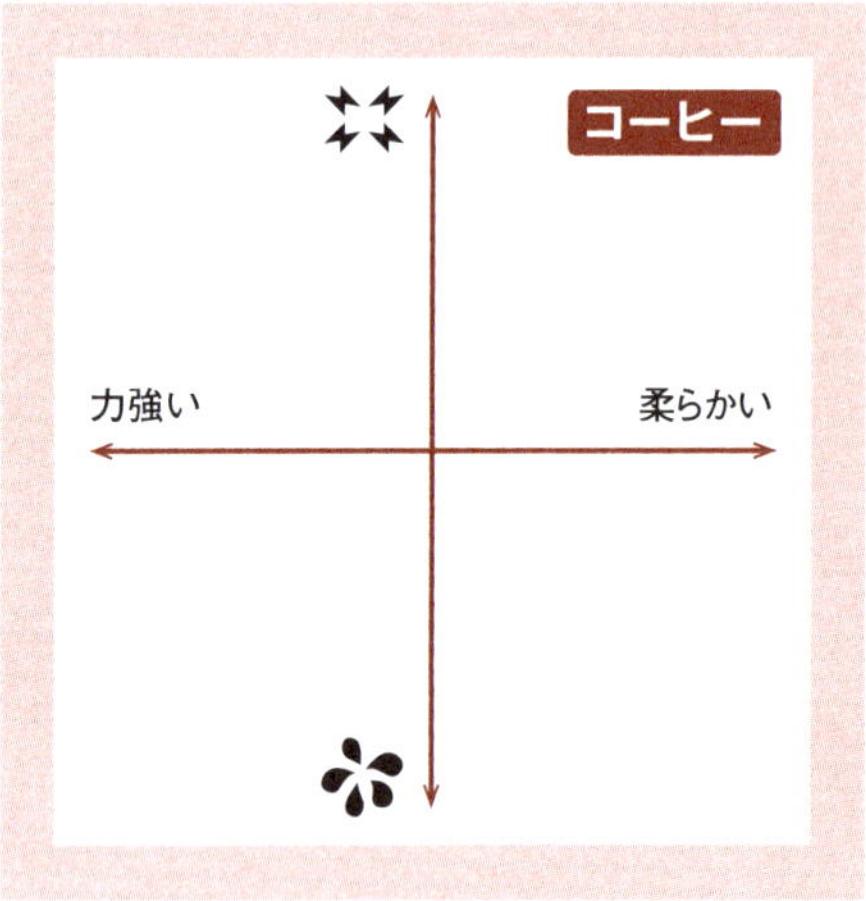

実際、私が大学生を対象に行った「コーヒーの味わいを形容詞のリストから選ぶ実験」でも、前者に区分される「濃い」と「薄い」がツートップになりました。できるなら、このふたつの形容詞を「味の軸」に採用したいところですが、その選択は必ずしも正しくはありません。

というのも、「濃い」という言葉は、「苦い」や「コクがある」や「焙煎の香りが強い」といった言葉の印象を丸ごと含んだ、総合的な表現である可能性が高いためです。

汎用性を求めた結果、「濃い」という言葉を「味の軸」に設定すると、たとえばメキシコのイバーラ農園のコーヒーが「濃かった」というマッピングをしても、のちにそのコーヒーが**具体的にどんな味だったかを思い出すことが困難になります。**そう考えると、「味の軸」を作るうえで適している形容詞は、「比較に威力を発揮するタイプ」の中でも、その味を蘇らせやすいワードということになります。そこで今回は、横軸の両端に置く言葉として「力強い」と「柔らかい」を採用しました〈図13〉。

なお、あらかじめ言っておくとこの軸は、第二章で紹介したコーヒーにおける「ベースの味」を皆さんがすでに**しっかり判別できることを前提に設定しています。**口にしたコーヒーが「苦味タイプ」か「酸味タイプ」かを捉えたうえで、舌の上を押し込んでくるような力強さを持つコーヒーなのか、それとも口の空間を包み込むような、柔らかい幸福感を持つコーヒーなのかを判断するための軸です。

ちなみに縦軸は、私が行ったコーヒーの図形表現実験で、学生に選ばれた上位ふたつの図形を配置しています。つまりこの図形は、**味わいの印象を形にしたもの。**「味の軸」の両端に置くものは、**必ずしも言葉である必要はない**ことを証明するために、あえて図形を配置してみました。図形をあえて言葉にするならば「鋭い味わい」と「丸い味わい」

ということになるでしょうか。この二点も、実際にコーヒーを口にする際に意識を向けてほしいポイントです。

特別公開④　チョコレートの二軸マッピング

チョコレートをマッピングするうえで、軸のワードとしてもっとも有力な候補は「甘い」と「苦い」でしょう。しかし本章の目的は、味にラベルを貼り、自分の比較軸の中で区分けするということ。ですから、チョコレートに関しては、少し踏み込んだ軸を用意したいと思います〈図14〉。

チョコレートのチャートの横軸は、「ナッツ感」と「フルーツ感」です。

ナッツ感はなんとなくイメージが湧くかもしれませんが、**チョコレートからフルーツ感を感じたことがある人は少ないかもしれません。**実際のところ、私の講義で大学生にアンケートをしたところ、チョコレートに「フルーツ感」や「酸味」を感じたことがあると答えた学生は、ごくわずかでした。

チョコレートの原料の「カカオ」は、カカオの木になる20から30㎝ほどの果実で、こ

〈図14〉チョコレートの二軸マッピング

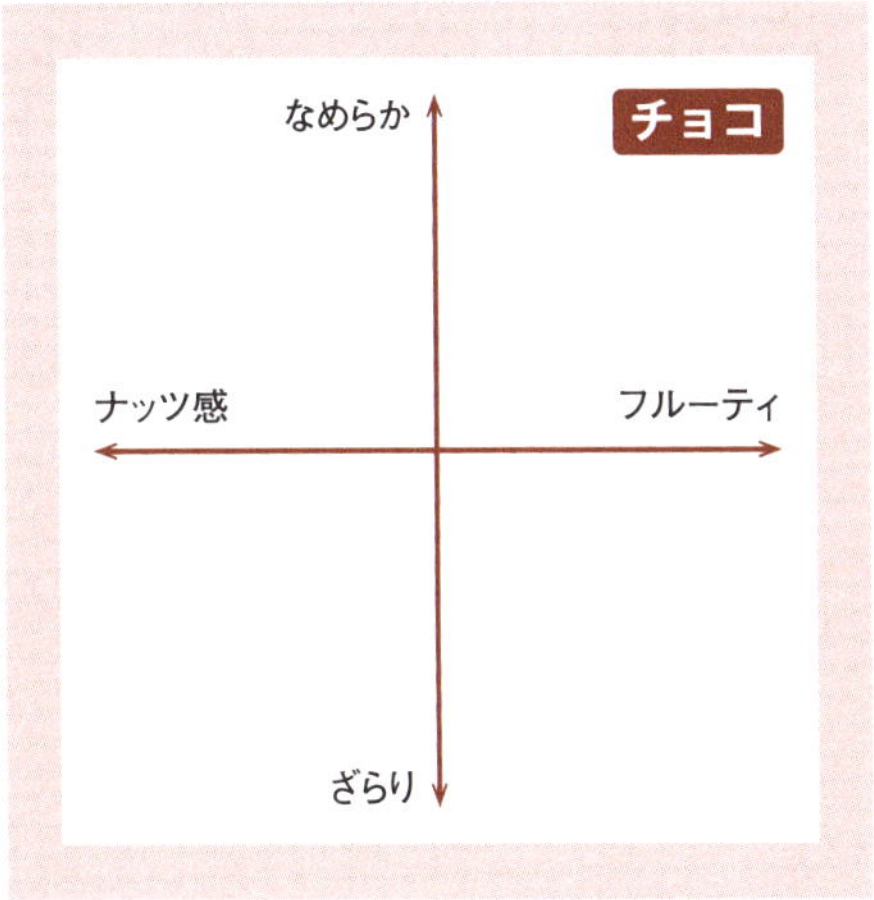

の大きな実の中に種子が入っています。この種の部分がチョコレートに使われる「カカオ豆」です。カカオは「木の実」であるがゆえ、時にはカカオが「フルーツ」だということを教えてくれる、**果実味のあふれる味わいの銘柄が確かに存在するのです。**

　とは言っても、フルーツをトッピングしたチョコレートでない限り、果汁のような味がするわけではありません。ジューシーな果実感というわけではなく、トロピカル系のドライフルーツをひと粒舌の上で転がすときのような、じんわりとしたフルーツ感です。基本的にチョコレートにおける「酸味」は、チョコレートが口の中で溶けるにしたがって、じわじわと舌の上に染み出してくる、この凝縮した果実の味わいを指します。

そして縦軸は、口溶けの滑らかさです。第三章でも触れた通り、チョコレートのティスティングは、欠片を噛まずに舌の上の温度でじわりじわりと溶かしていくのがおすすめ。この手法でテイスティングした場合、口の中でチョコレートが溶けるにつれて、**フレーバーが鼻の奥に広がります。**その際、舌の上でチョコレートがなめらかに脈動するのか、あるいは舌の上でサラサラと粉をまぶしたようなざらつきを感じるのか、といったテクスチャが味わいのポイントのひとつになります。

チョコレートの滑らかさは、製法に大きく左右されます。大手メーカーと、小さなチョコレート専門店では使っている機材も違います。逆に言うと、**舌の上でのテクスチャの感覚も、そのお店の個性になるということです。**単純に滑らかさを喜ぶのではなく、舌の表面でチョコレートをなぞるように、なでるようにして感触をつかみ、マッピングすることが重要です。もちろん感覚の表現方法は自由なので、用意された軸の言葉すら書き換える気持ちで、チョコレートの口の中でのほどけ方と広がり方に向き合っていただきたいと思います。

特別公開⑤　スパイスカレーの二軸マッピング

世界各地に存在する料理・スパイスカレーの二軸マッピング作りは、なかなかハードルが高い作業。今回はオーソドックスに、第二章で触れたベースの味である辛味とサブの味である甘味を意識したマップを提案したいと思います〈図15〉。

まず縦軸、辛味の軸は、**辛さの性質でグラデーションを作っています。**ここまでに繰り返し言っていますが、カレーの味わいを表現しようとするとき、ひと口食べて「辛いです」とコメントしても、それは味わいを表現したことにはなりません。単純に辛いではなく、**「どんなふうに辛いか」を捉えることが大事です。**カレーの辛さは、いわゆる唐辛子の辛さがビリビリと感じられる「ビリ辛」がおなじみ。スパイスで言うと「カイエンペッパー（粉末の赤唐辛子）」による辛さであり、カレーの辛さの度合いは、このカイエンペッパーの量で調節するのが一般的です。

そして、辛味の軸のもうひとつの端は、「酸っぱ辛」としています。南インドの魚介

〈図15〉スパイスカレーの二軸マッピング

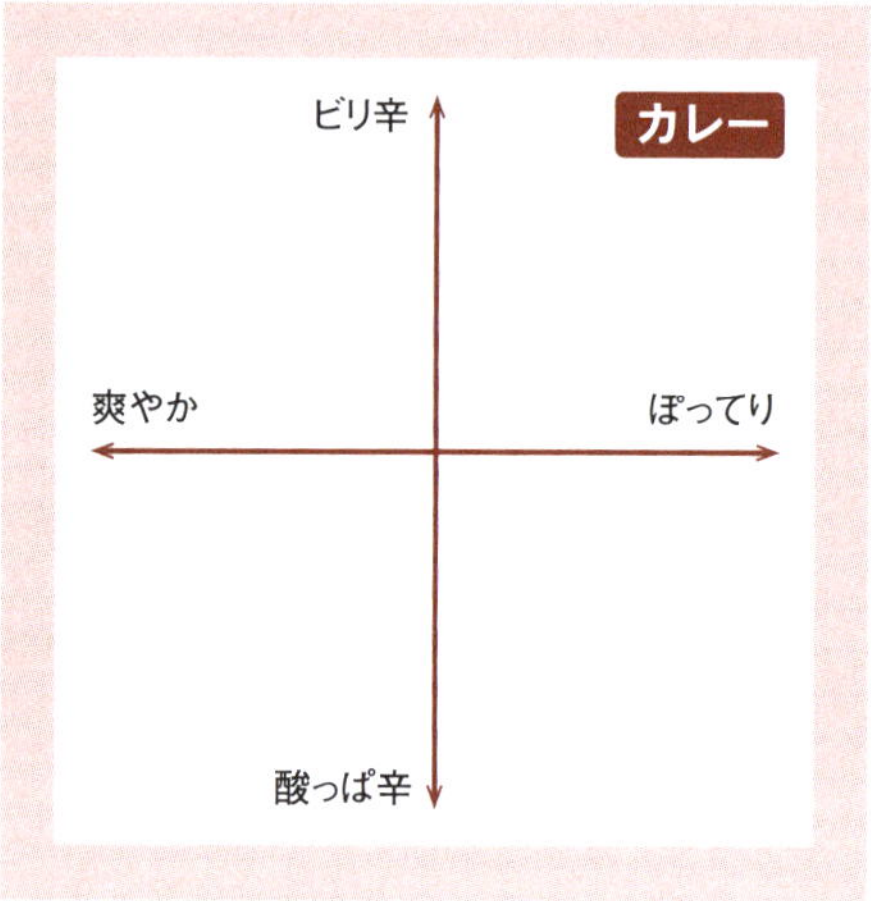

カレーなど、むやみに辛いだけでなく爽やかな酸味をまとったカレーは、思い起こしただけでじんわりと唾液が湧いてくるものです。酸味を特徴とするスパイスの筆頭は、「タマリンド」というマメ科の植物をペーストにしたもの。もちろん、ヨーグルトやトマトといった食材も、酸味の立役者のひとつとしてカウントできるでしょう。ちなみに、酸味と辛味の両方を押し出してくるカレーは、ビリビリというよりはスパッとした辛味が特徴で、白身魚やフレッシュな野菜との相性も抜群です。

一方でカレーの横軸は、**「爽やかタイプ」**と**「ぽってり濃厚タイプ」**です。スパイスカレーのお店に入ると、スープカレーやどろりとしたカレーなど、いろいろなカレーの種類があります。おそらく皆さんは、チキンにしようか、マトンにしようか、あるいは魚介にしようかというように、メインの具材で選ぶことが多いと思いますが、「爽やか」と「ぽってり」の軸をもっておくと、メニュー選びの方向性が少しだけ変わってきます。

というのも、この「爽やか」と「ぽってり」から構成される軸は、カレーの地域性を反映していることが多いからです。たとえば、インドは大きく北インドと南インドに分けられますが、北インドのカレーはカシューナッツなどの甘味と、「ギー」というオイルを使って具材をしっかりと煮込んだ、どろっとした見た目が特徴です。

対する南インドのカレーは、青唐辛子やショウガ、カレーリーフ（カレーの香りがする植物の葉）を用いた、爽やかなカレーが特徴です。具材に魚介が使われることも多く、あまり長時間煮込まないタイプが主流。つまり「爽やかなタイプ・ぽってりしたタイプ」という軸を持つことで、カレーの**背景にある地域性も味わいに乗せられるのです。**この軸をもとにして、今後カレーを食べるときは、地域性を踏まえた「北インドと南インド、それからネパール」というような選び方をしてみるとよいかもしれません。

特別公開⑥　ラーメンの二軸マッピング

ラーメンは日本の国民食と言われて久しいですが、いわゆる「中華そば」と呼ばれるシンプルな醤油ラーメンは、マイナーな存在になりつつあります。ラーメンと言えば、醤油ラーメンに味噌ラーメン、塩ラーメンが基本ですが、最近では豚骨魚介ラーメン、鶏白湯、貝スープなどといった「新ジャンル」も乱立しており、どう味わっていいのか困ってしまうこともしばしば。

「ラーメンの味の違いがわかる人になりたい！」と思ったとき、どうすればいいのか。そもそも、**スタート地点は、醤油なのか、味噌なのか、塩なのか**……と頭を悩ませる人も多いと思います。

しかし、ご安心ください。ご存じの方もいると思いますが、ラーメンは基盤となるスープが共通しています。つまり、基本のスープがあって、そこに「醤油のタレ」を入れたら醤油ラーメンに、「塩のタレ」を入れると塩ラーメンになるのです。言い換えれば、ラーメンの味を知ることの第一歩は、すべてのラーメンの根幹をなしている**「基本のスープの味」を把握することと言えるでしょう。**

〈図16〉ラーメンの二軸マッピング

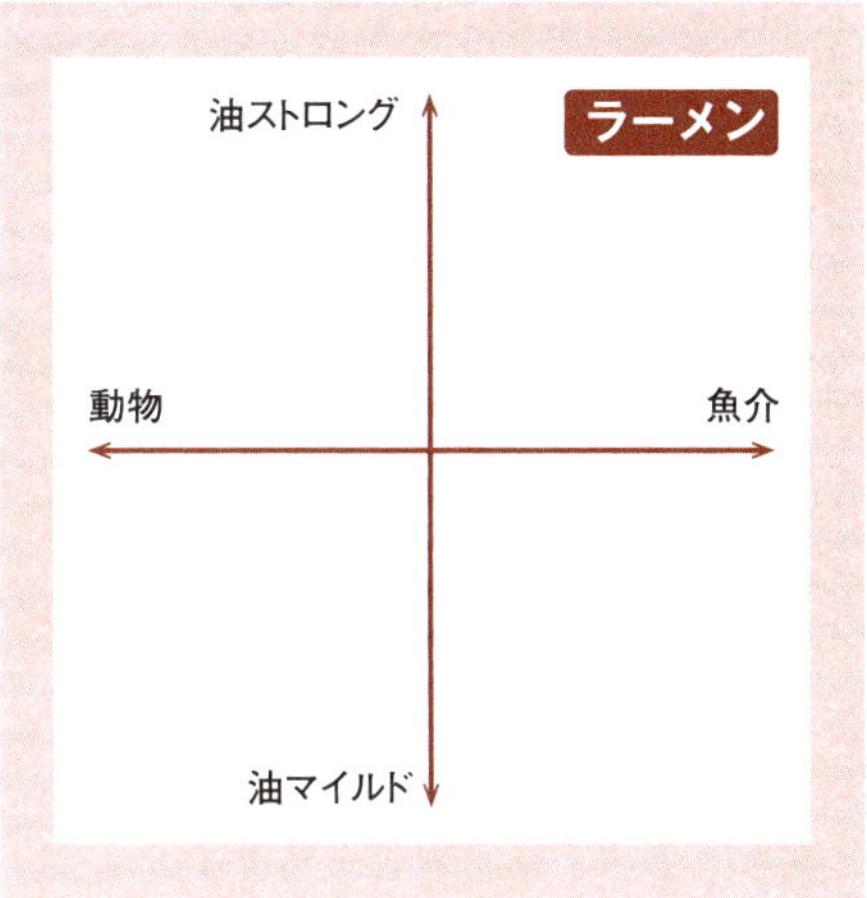

それを踏まえて話を進めると、では私たちは「基本のスープのどこに注目するべきなのか？」ということになりますが、それが〈図16〉の横軸に配置したワード、ずばり「ダシ」です。

ラーメンのダシは、大きくふたつのタイプに分けられます。ひとつは、鶏肉や豚肉を何時間も煮出した「動物系」のスープ。鶏肉から煮出したスープは、甘い味わいと香りが広がるという特徴があります。一方で、豚骨はコラーゲンが多く含まれており、長い時間炊いていくうちに水と脂が乳化し、白く濁った見た目になります。いずれにしても動物系のスープの魅力は、肉のうまみや脂のコクから醸し出される〝ガッツリ食べたな〞という満足感でしょう。

基本のスープのもうひとつの系統は、「魚介系」と呼ばれるスープです。魚介系スープでは、ダシをかつお節やサバ節などの「節類」からとったり、「昆布」や「煮干し」からとったりします。味噌汁のかつおダシと昆布ダシでは味の性格が異なるように、それぞれの素材ごとに、異なる性格のスープが引き出されます。

横軸となるダシの軸では、**ダシの香りが強いほど、軸の端のほうにマッピングできます。**逆にダシで香りを出さないタイプのラーメンは横軸の真ん中に。原点あたりにマッピングするラーメンは、ダシよりもむしろ、醤油ダレや塩ダレといったタレに重きが置かれているタイプになるでしょう。

ダシの中には魚介系と動物系が組み合わさったものもあり、マッピングがひと筋縄ではいかないときもあるかもしれませんが、ラーメンを味わう際のひとつの着眼点として、**「ダシを見極める」ことはやはり重要です。**

そして、ラーメンの縦軸は、「香味油の香り」です。香味油は、ラーメンのスープの液面で、キラキラと透明に光り輝いている魅惑的なアレのこと。スープやタレに比べればその量は少ないですが、味や風味の特徴を捉えるうえで、とても重要な存在です。ちなみに香味油には、ラード、鶏油（チーユ）、煮干し油、エビ油、ホタテ油、ネギ油など多様なバリエーションがあります。

その中でも、もっともオーソドックスなものといえば鶏油でしょう。鶏油とは、鶏スープを煮込んだ際に、スープの表面に浮き上がってくる油を丁寧にすくったもの。それにかつお節やネギなどを加え、透明な油だけになるまで水分を飛ばして濾過すれば、黄金色の鶏油が完成します。

香味油は、いわばラーメンのお化粧のようなもの。香味油を少し注ぐことによって、スープの旨味が何倍にも広がり、やみつきの魔力を閉じ込めることができます。お店によってこだわりの出るポイントなので、**ラーメンを味わうときにはこの油の香りを忘れずに感じ取るようにしてください。**

テイスティングノートとは何か

本書をここまで読み進め、「味を捉え、言語化し、マッピングする」という一連の作法を身につけた皆さんは、すでに味のスペシャリストとしての第一歩を踏み出していま す。皆さんがこれから口にするものはすべて、本書で学んだ作業を通して把握され、蓄積されていくことになるでしょう。三度の食事を含めた「味わいタイム」は日々訪れるわけですから、**ストックされる情報も、感じる味の種類も無限に増えていくはずです。**

しかし、味を捉え、言語化し、記憶する方法を知ることと、それを「長期間にわたって頭の中に留めておく」ことは別の話。もしあなたが、ジャンルごとに数十種類の味を脳にストックできる聡明さを持っていたとしても、よほどの天才でない限り、**日々体感する無数の味をすべて蓄積することは難しいでしょう。**そこでおすすめしたいのが、味わいの情報をきちんと整理し、記録しておくための「テイスティングノート」です。

テイスティングノートとは、もともとはソムリエや食品業者が使っていた味わいの記録帳です。しかし最近は、さまざまな嗜好品のテイスティングノートが一般向けに発売されており、私たちも日記のようなイメージで使用できるようになっています。

テイスティングノートに記録する情報は、一般的には**「銘柄の情報」と「銘柄の味わい」、そして「日誌記録」に分けられます。**「銘柄の情報」とは、主にラベルに書いてある文字情報のこと。ワインのテイスティングノートには必ず、銘柄名、生産国、生産地、生産者、アルコール度数、価格などを記入する欄が設けられています。これらは、自分の考えや感覚の入る余地のない、客観的な情報です。

そして、テイスティングノートのメインコンテンツは、「銘柄の味わい」の欄です。「銘柄の味わい」の記入方法は、テイスティングノートごとに異なりますが、主流の形式としては「グレープフルーツ・ラズベリー・カシス……」のようにテイスティングワードが並んでいて、当てはまるものに丸をつけていくというスタイルになっています。

さらに、「日誌的記録」として飲んだ日付、お店、そして総合的な銘柄の評価を記入する欄を設ければ、一般的な形式のテイスティングノートが完成します。

前述の通り、私たちがテイスティングノートを書く目的は、**「自分が口にした味をあとから振り返り、思い出すため」**。文字で書くと何の引っ掛かりもない一文ですが、仮にあなたが今日からテイスティングノートをつけ始めたとしても、後日それを見て、口の中に味を蘇らせることは簡単ではありません。そこで必要となるのが、**「再現力のある記録の仕方」**となります。

再現力は適切な記録に宿る

私たちは、口にした食品の味わいを、どのくらいにわたって記憶できるのでしょうか。それ自体はまだまだ研究が必要なテーマですが、何もしなければわずか数分で失われてしまうことは、冒頭で触れたテレビ番組の企画を見てもなんとなく想像がつきます。

だからこそ、私たちはテイスティングノートが必要となるわけですが、そこに記載する内容は、**数年後に見返しても鮮明に味が思い起こされるようなものが理想。**

テイスティングの記録方法は、味の印象を色で選ぶ、図形で選ぶ、絵を描くなど、いろいろな方法が考えられます。こうした記録は感覚的なもので、その瞬間の感覚を写し取るには優れた方法。しかし、何らかの味をイメージして「赤色のギザギザ」を描いたとして、それを数カ月後に見返したときに、当時の感覚が再生されるかというと疑問が残ります。

必要となるのは、やはり「言葉」の力でしょう。たとえば、「香ばしい甘味と、喉の奥のアルコール感が印象的」と書いてあれば、色や図形よりも思い出しやすいはず。味覚に限って言えば、数カ月後の自分は〝他者〟も同然。**他者と感覚を共有するつもりで、微に入り細にわたる表現で味わいの記録を残しておくことが大切**と言えるでしょう。

訓練要素も備えた特別ノート

先ほど紹介した通り、テイスティングノートの一般的な構成は「銘柄の情報」と「銘柄の味わい」、そして「日誌記録」です。市販のテイスティングノートは、「銘柄の情報」が重視されているものがほとんどで、そこに多くのスペースが割かれています。しかし、本書が提案するテイスティングノートは「銘柄の味わい」をもっとも重視しています。実を言うと、テイスティングノートをつけることの目的は、「味わいを記録する」こと以外に、もうひとつあります。それは**「味わいのスキルを磨く」**ということです。

第四章の締めの一文でお伝えしたことを覚えていますか？「言葉にすることで気づき、気づくことで言葉になる」。そして、味わった感覚をまず試しに言葉にしてみて、**その言葉で言い表せない違和感に気づき、その違和感をさらに言葉にするという作業**の繰り返しで、味わいのスキルに磨きをかけるという内容でした。

テイスティングノートの効能は、まさにこの点にあります。最初はなんだかよくわからない味であっても、テイスティングノートをつけることで、だんだんとその全貌が見えてくることがあります。「感じた味わいを記録する」のではなく、**「記録することによって味わいを感じる」**という逆転のスキルアップ術とも言えますが、本書が提案するテイスティングノートは、まさにそれを可能にしてくれます。

味表現＝大人の言語獲得体験

テイスティングノートを付け始めると、やがて、見返す楽しさにも気づきます。私自身、自分が付けた日本酒の記録を久しぶりに見ると、そのお酒の味だけでなく、当時の料理やお店の雰囲気、一緒に飲んだ人の笑顔まで思い浮かびます。また、テイスティングノートを丁寧に付けていくと、**自分の味覚スキル向上の軌跡をたどることもできます。**

たとえば、自分の言葉でコメントを書く欄は、記入する文字数が徐々に増えていきます。そしてコメントの内容は、文字数以上に味覚の深化を色濃く反映します。オノマトペを多用する時期もあれば、形容詞を活用して感覚的な言葉を大切にする時期もあるでしょう。「いままでワインにしか使わなかった『ライチ』という単語を、ここで初めて日本酒の香りに使っている」という、自分自身のターニングポイントを知ることもできます。

もちろんそれは、「なんとなく」あるいは「試しに」味を言語化し続けたことによって獲得した、あなただけのテイスティングワードです。ソムリエのように、最初から「この香りはこの言葉が正解」というセットがあったのでは、このような楽しみは生まれません。

「インスタ映え」なんていう言葉が、なんとなく使われていくうちに社会に浸透していくように、日本酒の「ライチの香り」という表現も、使っていくうちに自分の中で「しっくりくる」表現になったり、あるいはもっと別の言葉に置き換わったりします。

この過程は、子どもが言葉を覚えていくプロセスと少し似ています。目にした動物をすべて「ワンワン」と言っていたかと思えば、突然、猫を「ニャアニャア」と呼び始め、その後はもう猫をワンワンと呼ぶことはなくなります。間違いなんか気にせず、言葉をどんどん使っていくうちに、「ワンワン」と「ワンワンじゃない」の区別がつくようになり、「ワンワンじゃない」の中でさらに「ニャアニャア」が際立ってくる。

そう考えると、**味を言葉で表現する作業は、大人の「言語獲得体験」と言えるでしょう。**テイスティングノートで、ぜひ「言語」に関する自分だけの成長記録を手に入れてください。

いますぐできる味の記入方法

テイスティングノートの基本事項と心得を踏まえたところで、「ニュータイプ・テイスティングノート」について解説します。ここでは、例として「日本酒のニュータイプ・テイスティングノート」を見ながら解説を進めますが、章末にはワイン、コーヒー、チョコレート、スパイスカレー、ラーメンの「ニュータイプ・テイスティングノート」も載せておきます。また、白紙のフォーマットも載せておきますので、そちらはコピーするなどして、ほかの食品用のオリジナルテイスティングノートを作る際に役立ててください。

ニュータイプ・
テイスティングノート **日本酒** 編

銘柄・メニュー名【　　　　　　　　　　　　　　　　　　　　】

二軸マッピング

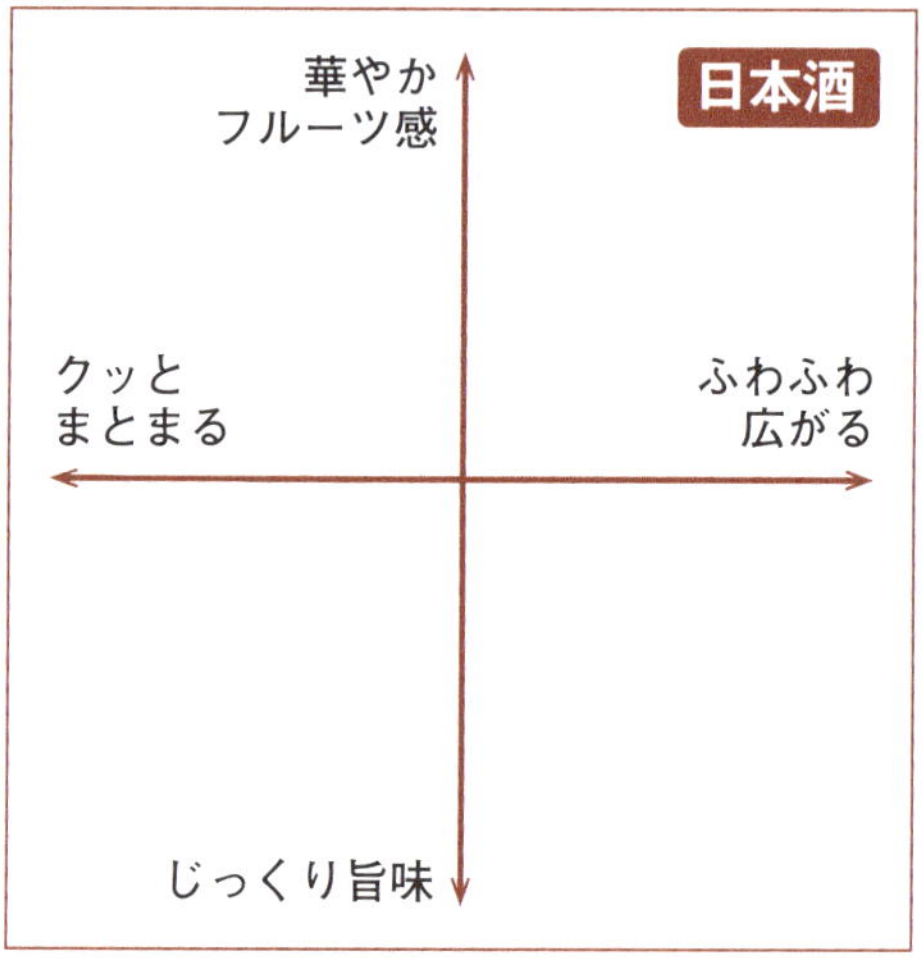

ニュータイプ・フレーバーホイール

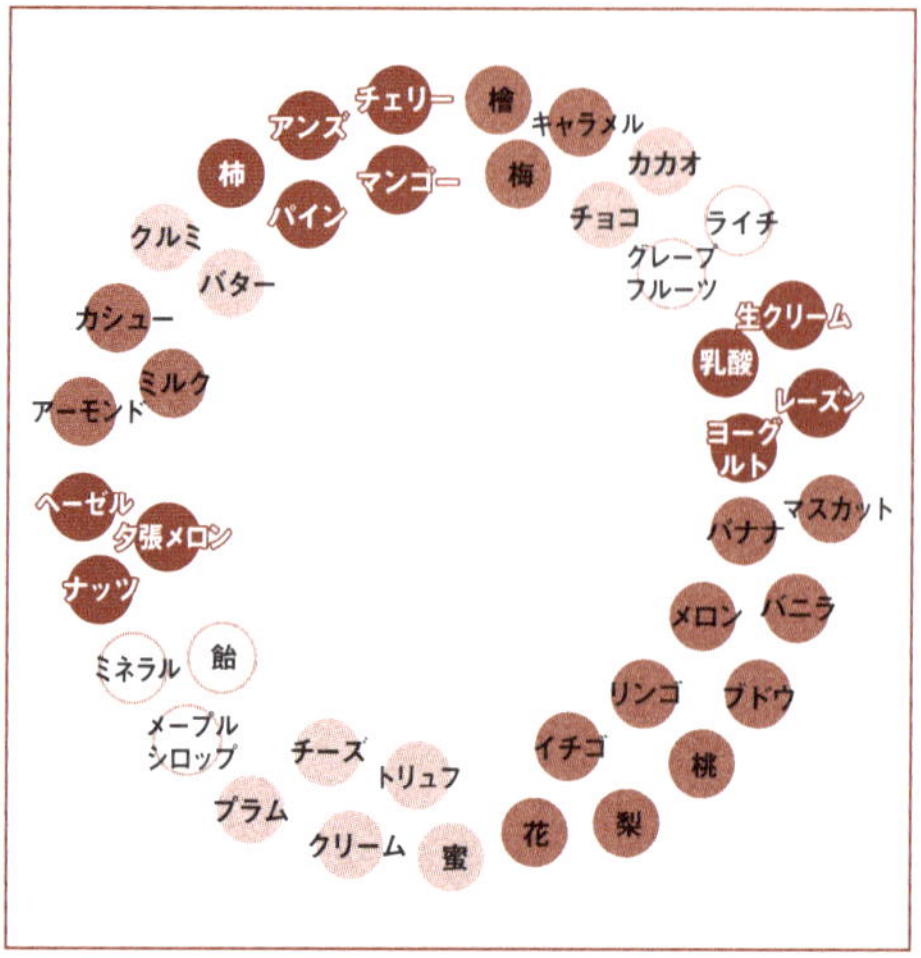

パレット：感じた味から連想する言葉を記入

スケッチブック：時間の経過にともなう味の変化、舌のどこでどんな味を感じたかを記入

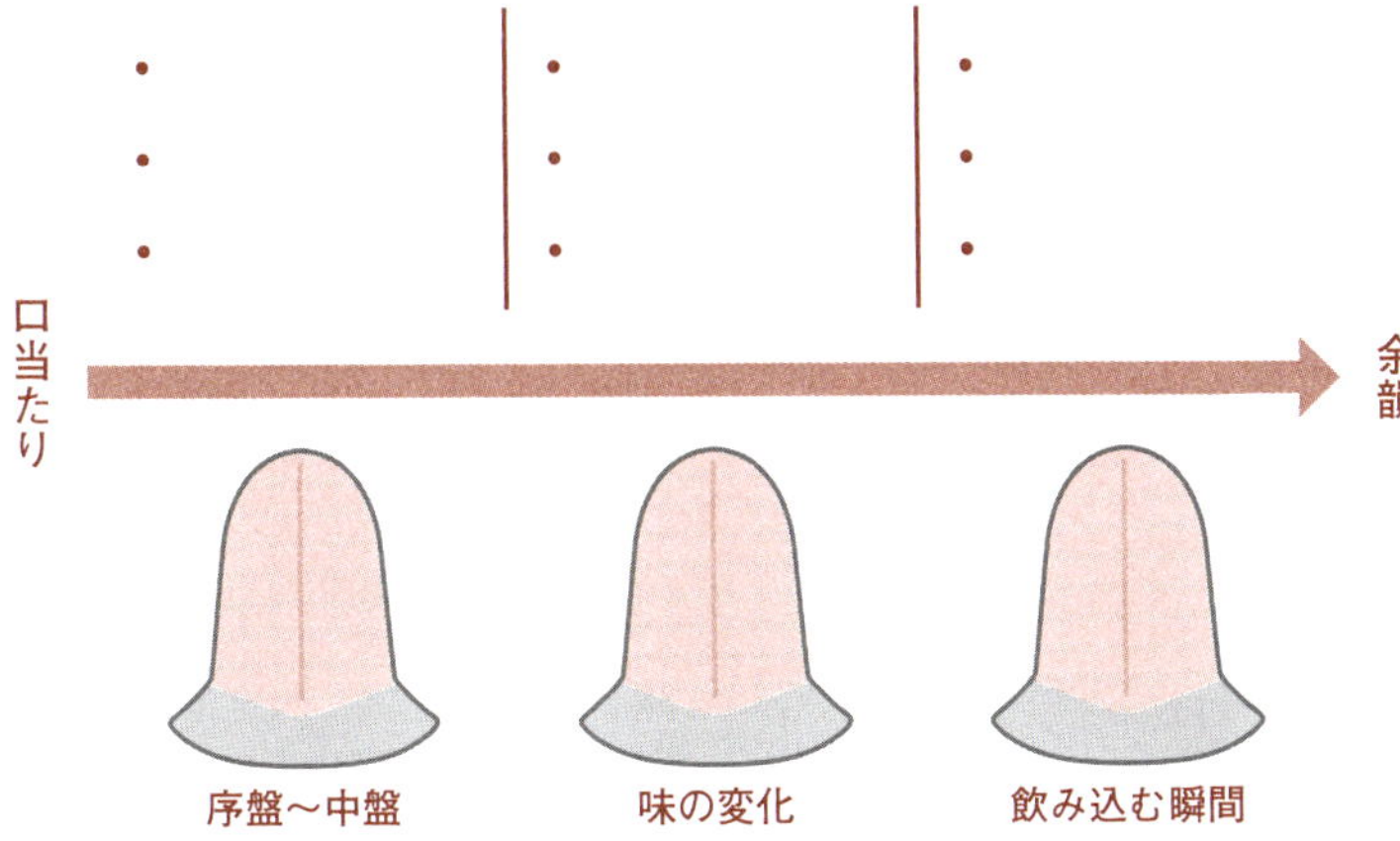

自由記述欄

●記入日：　　　年　　月　　日　●場所（店名）：

●価格：　　　　●その他の情報（生産地など）：

本書が提案する「ニュータイプ・テイスティングノート」のコンセプトは、「書くことで味わいを捉える」というもの。最初は銘柄の大まかな味わいのイメージをつかむことから始めて、徐々に自分の言葉をひねり出していくという流れになります。前ページの「ニュータイプ・テイスティングノート」を見ながら、以降を読み進めてください。

ニュータイプ・テイスティングノートは、以下の五つのパートからなります。

❶味わいの二軸マッピングで味わいにピントを合わせる
❷ニュータイプ・フレーバーホイールで印象をざっくりと言葉にする
❸「パレット」に使いたい言葉をリストアップする
❹「スケッチブック」で時間と空間による変化を整理する
❺自分なりの言葉で自由記述する

最初に銘柄名を書いたら、まずは二軸マッピング。二軸マッピングは、たとえば日本酒であれば「華やかフルーツ感・じっくり旨味」という軸と、「クッとまとまる・ふわふわ広がる」の二つの軸を用意しています。味わい表現の入り口として、まずはこの二本の軸で示された平面の中で、いま味わっている日本酒がどのポジションを取るのかを把握します。まだ味わいの印象はぼんやりしているはずなので、このマッピングによって**味わいにピントを合わせる**といったところでしょうか。

二軸マッピングで味わいに焦点を合わせることができたら、第四章で紹介した「ニュータイプ・フレーバーホイール」を使って、味わい表現の方向性を定めます。「ニュータイプ・フレーバーホイール」は、味わいのイメージと言葉のイメージを重ね合わせるように、**おおよそのフレーズを探す**というツールです。それぞれの食品ごとにフレーバーホイールの見方がありますので、第四章を随時復習してください。

「ニュータイプ・フレーバーホイール」で表現の方向性が定まったら、「パレット」の枠を使います。ここは、いま味わっている銘柄の味を表現するうえで、必要と思われる**言葉をリストアップする**場所。形容詞やオノマトペなど、感覚に近い言葉をリストアップするのも、本書で紹介したストラテジーのひとつでしたね。

ここには、頭に浮かんだ言葉を記入するのはもちろん、「ニュータイプ・フレーバーホイール」からワードを拝借しても構いません。必ずしも、ここに書いた言葉を使わなくてはいけないというルールはないので、気になる言葉、思いつく言葉をどんどん書いていきましょう。

次の枠は「スケッチブック」。味わいの表現において「時間変化」と「口中空間」がどれほど重要かは第三章で熱弁した通りです。このセクションでは、右から左に時間軸を取っています。口に入れる前にグラスから立ち上る香りに始まり、飲み込んだあとの余韻まで、時間ごとに味わいを丁寧につかまえて、**どのタイミングでどのような味わいを感じるかを記入する枠**だと思ってください。

スケッチブックには、時間軸に重なるようにして、三つの舌の模式図を配置しています。模式図には、「舌のどのあたりで、どんな味を感じたか」を文字で書き込んでください。

スケッチの枠を通して、舌を「舌の先」「舌の中央」「舌の両側」「舌の奥」の四つに分割し、**それぞれの部位で味わいを感じ分ける**ことを習慣化してほしいと思います。

スケッチが終わったら、「自由記入欄」にあなたの言葉で味を表現します。と言っても、そんなに難しく考える必要はありません。ここまでの「ニュータイプ・テイスティングノート」への書き込みを通して、あなたが感じている味わいのイメージと、言葉のイメージはかなりマッチしているはずだからです。

もちろん、他人を意識する必要も、完成度の高い文章を書き込む必要もありません。何度も言いますが、目的は自分の体感を記録することなので、**思いつくまま、感じたままの言葉を並べてください。**

一流の味覚をつかむために

「ニュータイプ・テイスティングノート」は、一度記入しただけではまったく効果がありません。**コンスタントに記録し続けること**で、味わいを表現するスキルは磨かれますし、それにともなって感じる能力もレベルアップしていきます。

「学問に王道なし」という格言がありますが、味わいのスキルも同じです。このテイスティングノートは、決して手軽なツールではないことは、本書をここまで読み進めた皆さんであれば理解できるはずです。

自分の体感と、とことん向き合う。口の中の味わいの変化に対し、鋭敏な感覚を持つ。自分の味わいのイメージと言葉のイメージをすり合わせる。それらのスキルをもとに「ニュータイプ・テイスティングノート」活用し、データを蓄積する。これを繰り返すうち、あなたの味覚は磨き上げられます。

「捉えた味わいを書くのではなく、書くことで味わいを捉える」というコンセプトに立ったテイスティングノートは、おそらく世界中を見渡しても唯一無二。

本書で学んだ味わいの表現ストラテジーと自分の体感を信じ、あなたを一流の人間に押し上げてくれる、一流の味覚をつかみ取ってください。

第5章

味を言語化するための
最新の統計データと画期的ツールの全貌

ニュータイプ・テイスティングノート ワイン 編

銘柄・メニュー名【　　　　　　　　　　　　　　　　　　　　　　】

二軸マッピング

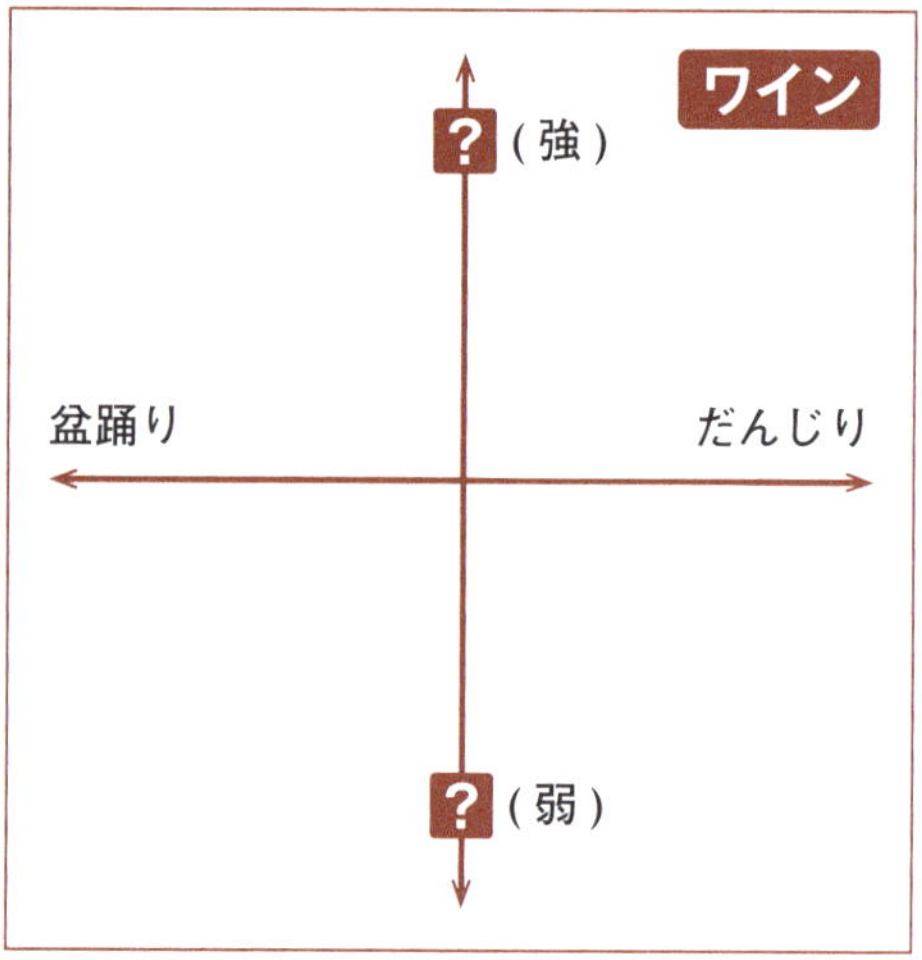

ニュータイプ・フレーバーホイール

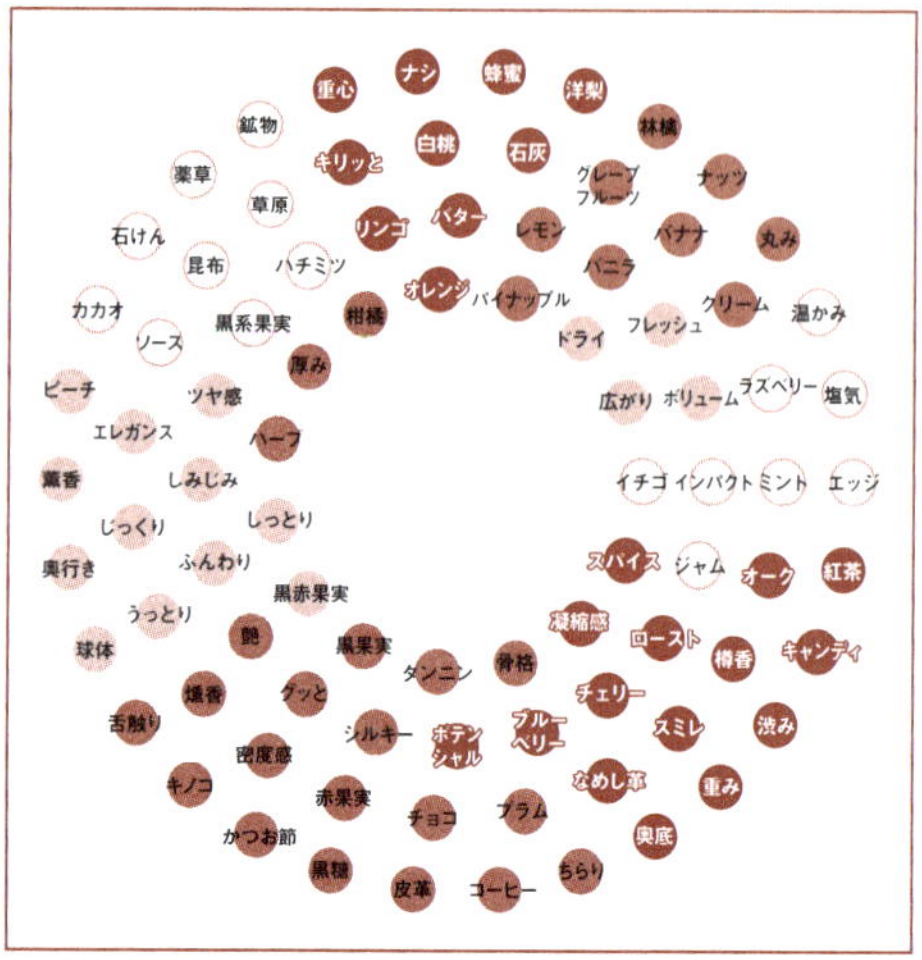

パレット：感じた味から連想する言葉を記入

スケッチブック：時間の経過にともなう味の変化、舌のどこでどんな味を感じたかを記入

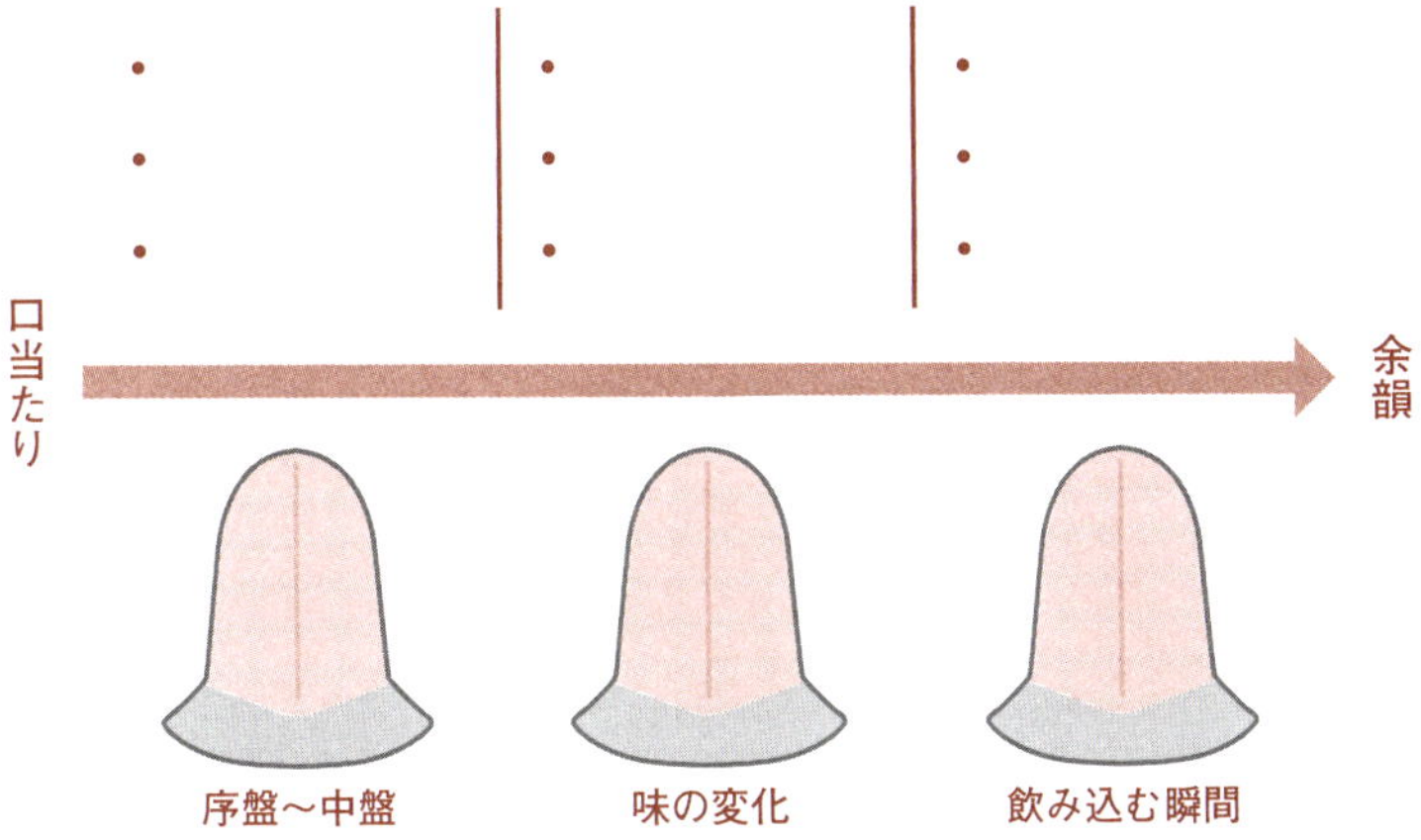

自由記述欄

●記入日：　　　年　　月　　日　　●場所（店名）：

●価格：　　　　　●その他の情報（生産地など）：

ニュータイプ・
テイスティングノート **コーヒー** 編

銘柄・メニュー名【　　　　　　　　　　　　　　　　　】

二軸マッピング

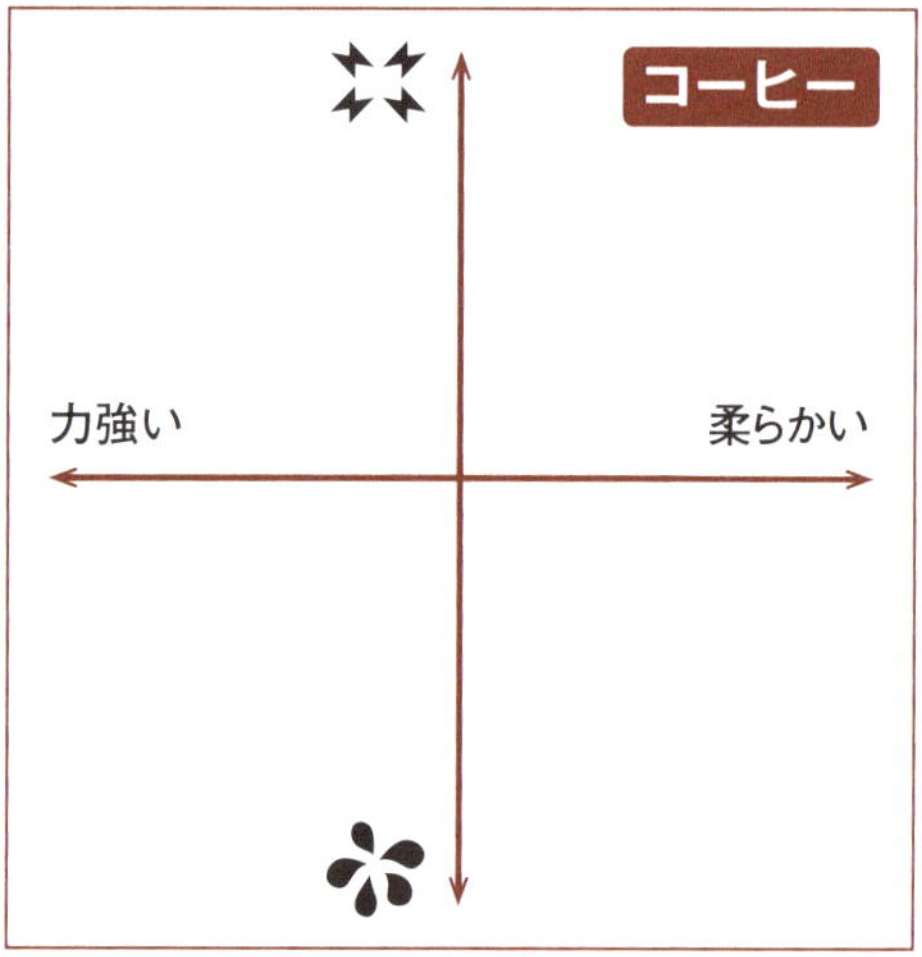

ニュータイプ・フレーバーホイール

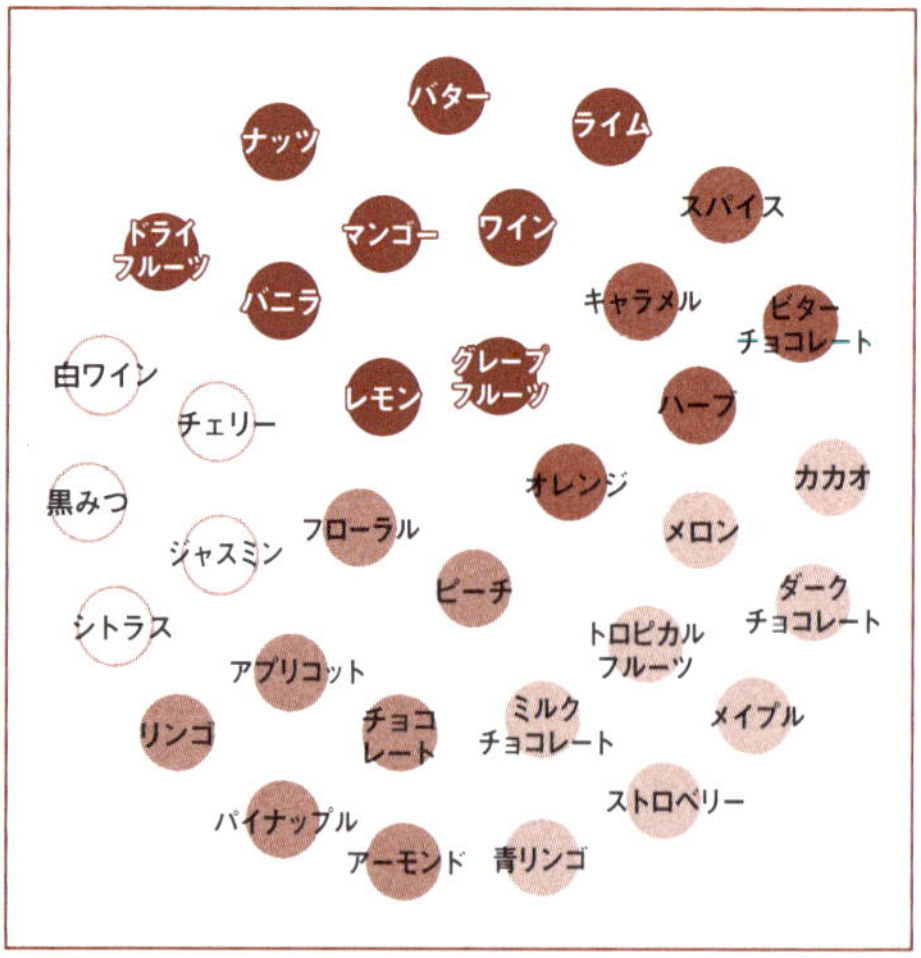

パレット：感じた味から連想する言葉を記入

スケッチブック：時間の経過にともなう味の変化、舌のどこでどんな味を感じたかを記入

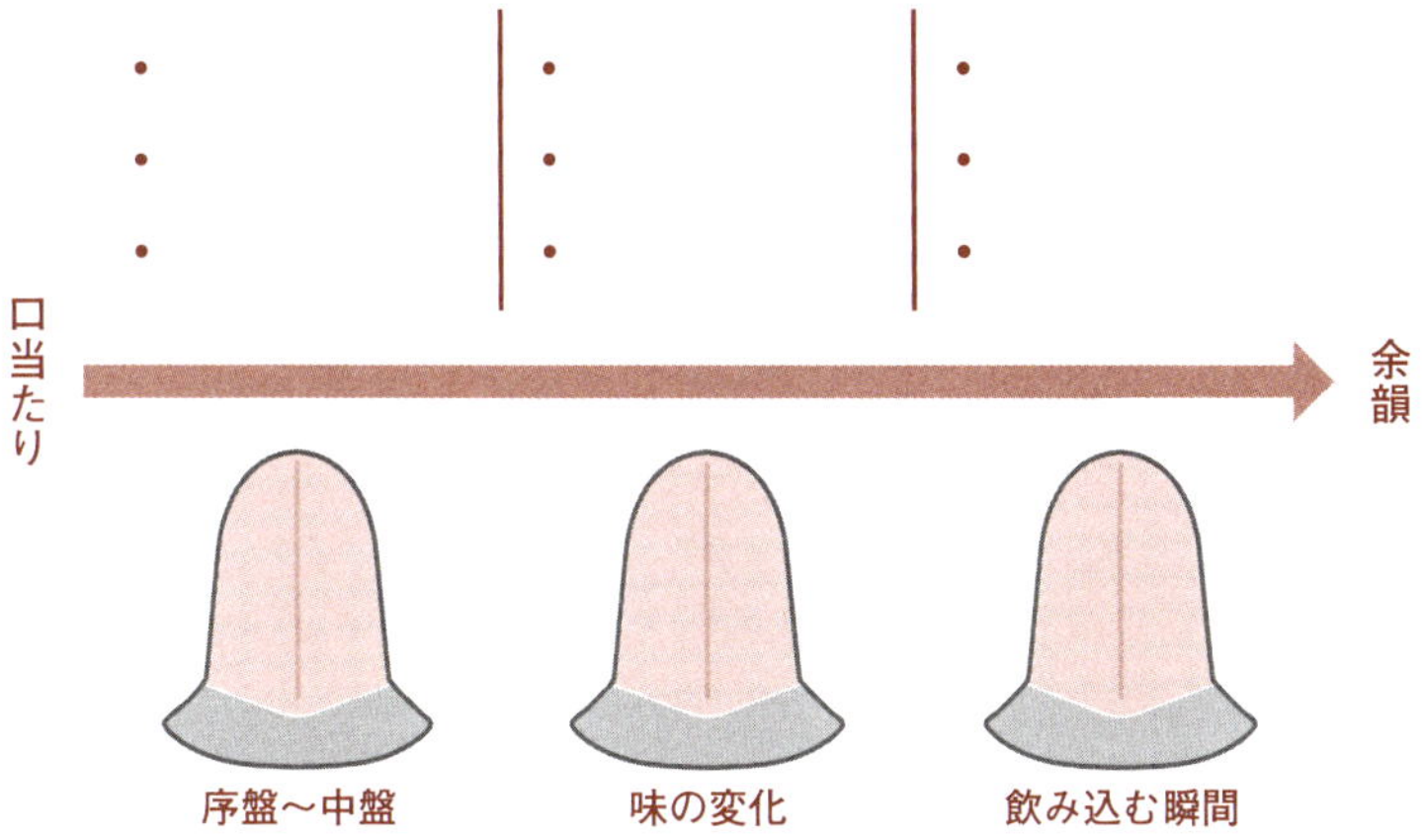

自由記述欄

●記入日：　　　　年　　月　　日　●場所（店名）：

●価格：　　　　　●その他の情報（生産地など）：

ニュータイプ・
テイスティングノート **チョコレート** 編

銘柄・メニュー名【　　　　　　　　　　　　　　　　　　　　】

二軸マッピング

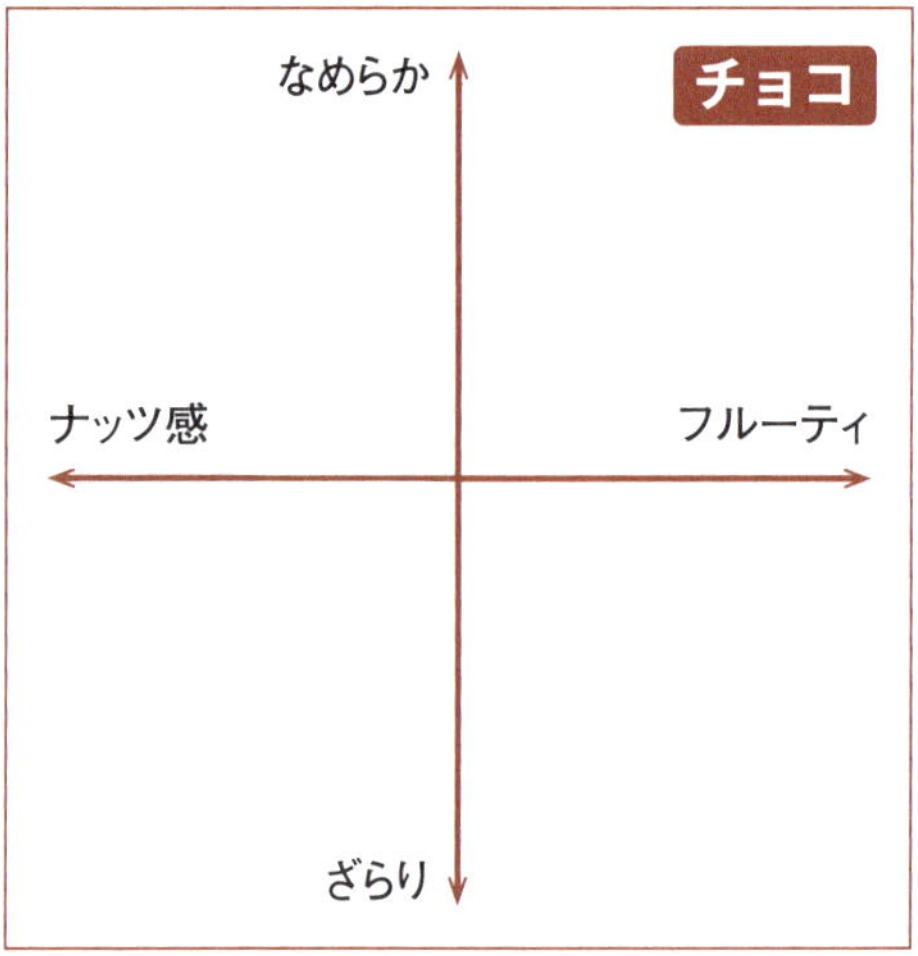

ニュータイプ・フレーバーホイール

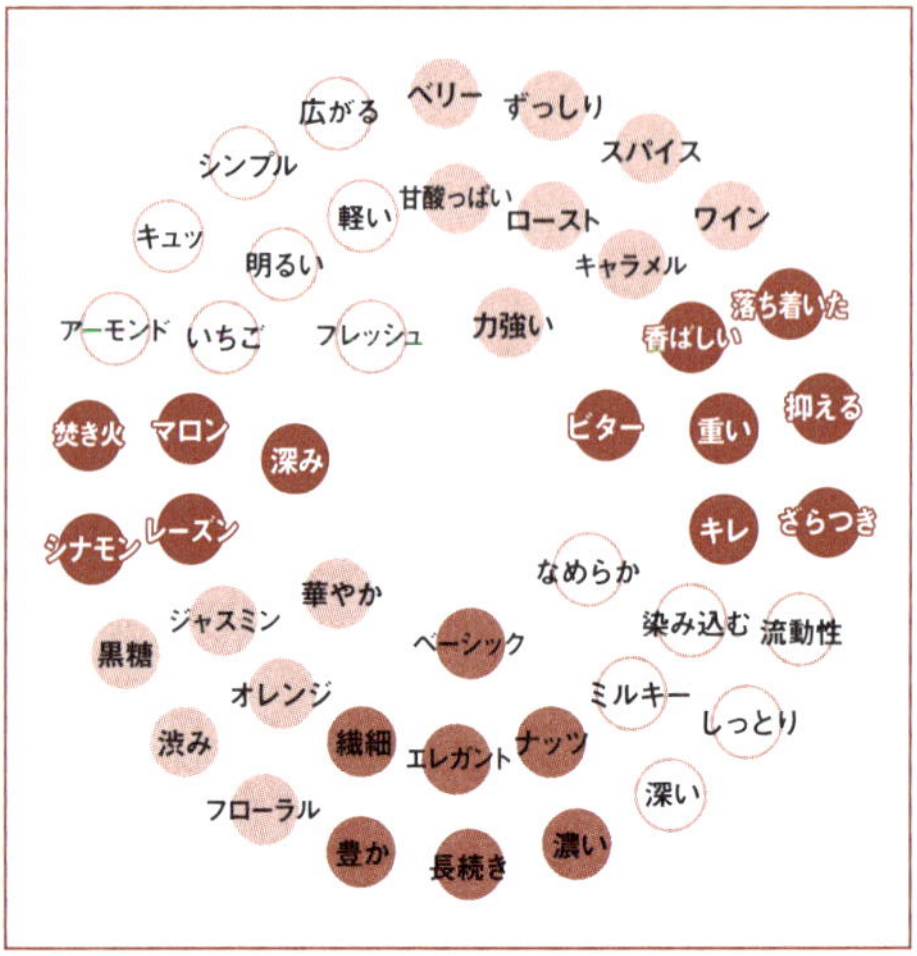

パレット：感じた味から連想する言葉を記入

スケッチブック：時間の経過にともなう味の変化、舌のどこでどんな味を感じたかを記入

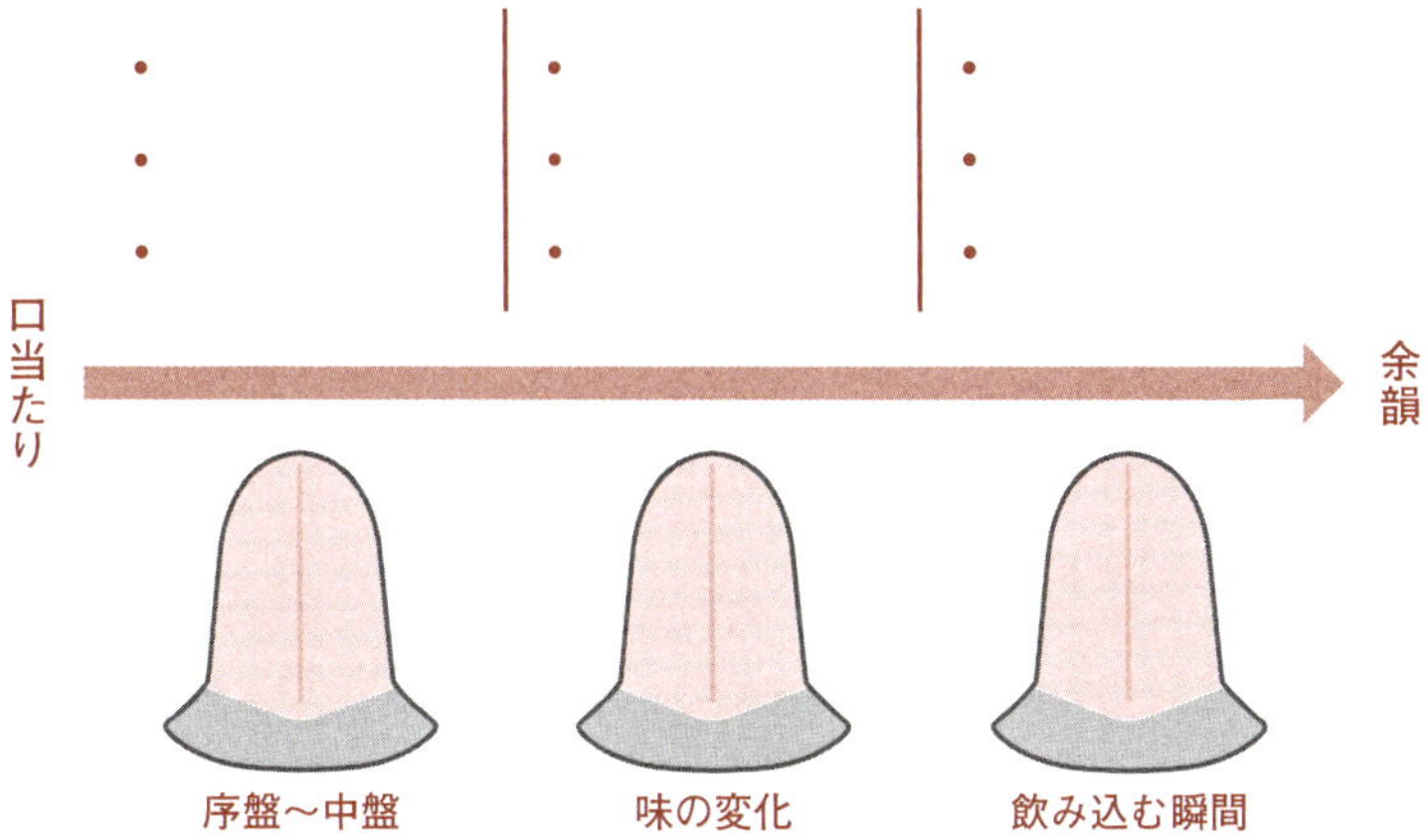

自由記述欄

●記入日：　　　年　　月　　日　　●場所（店名）：

●価格：　　　　　●その他の情報（生産地など）：

ニュータイプ・
テイスティングノート
スパイスカレー 編

銘柄・メニュー名【　　　　　　　　　　　　　　　　　　　】

二軸マッピング

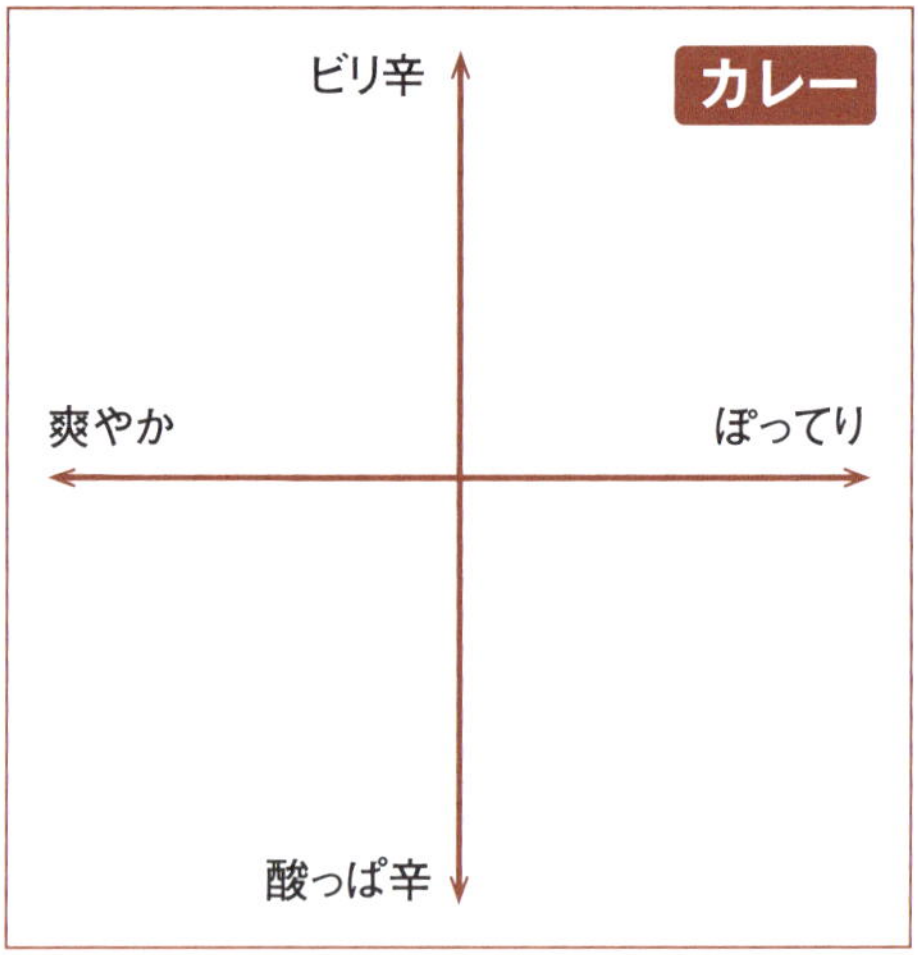

ニュータイプ・フレーバーホイール

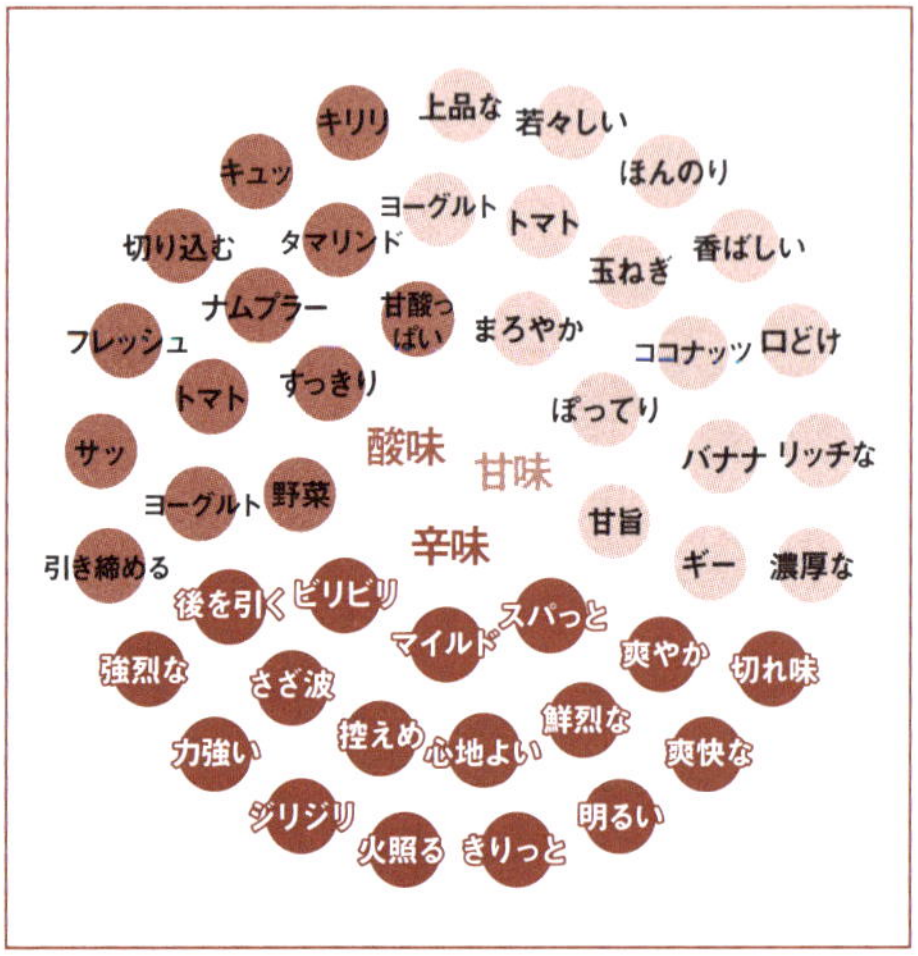

パレット：感じた味から連想する言葉を記入

スケッチブック：時間の経過にともなう味の変化、舌のどこでどんな味を感じたかを記入

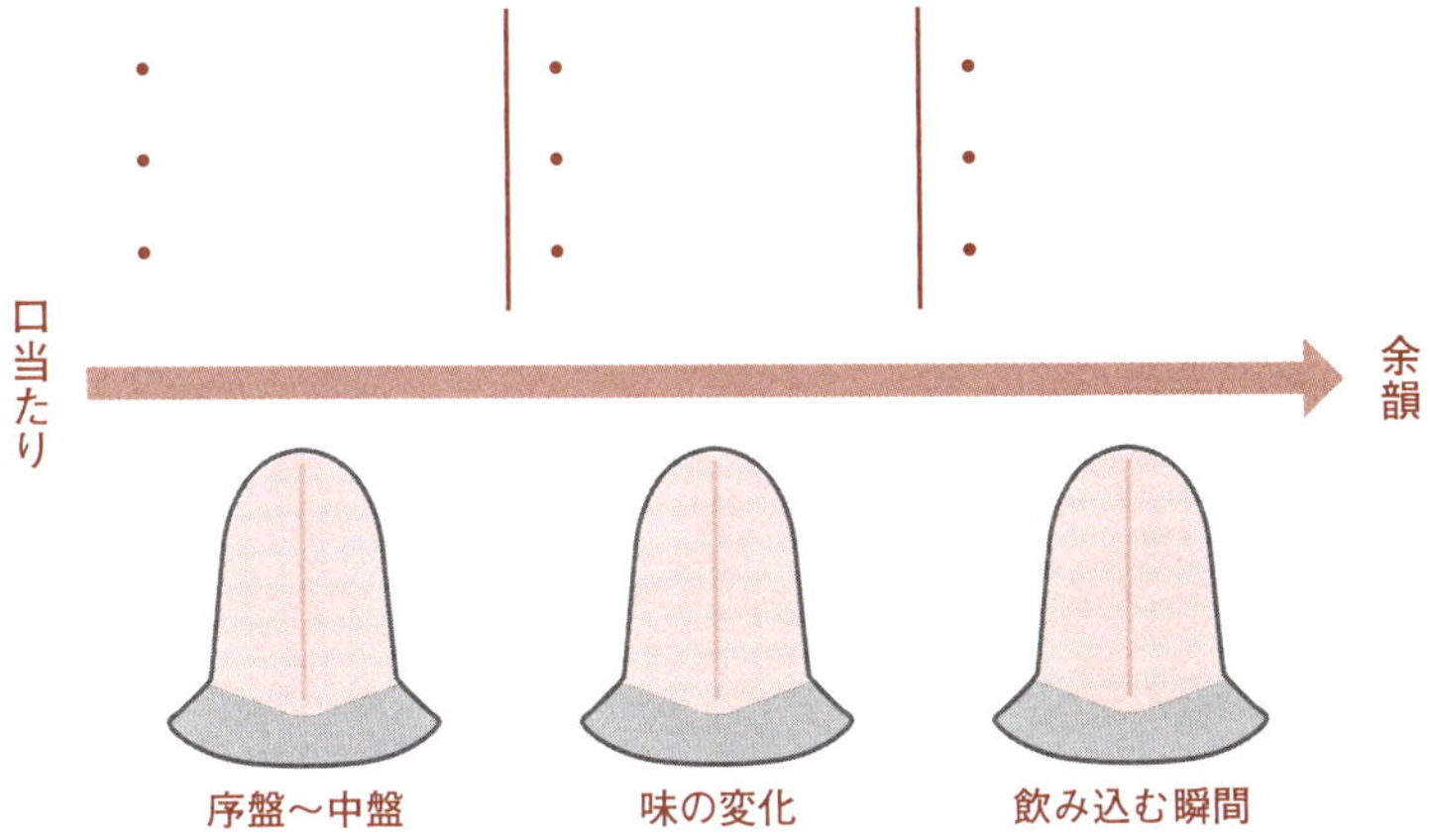

自由記述欄

●記入日：　　　年　　月　　日　　●場所（店名）：

●価格：　　　　　　●その他の情報（生産地など）：

ニュータイプ・
テイスティングノート **ラーメン** 編

銘柄・メニュー名【　　　　　　　　　　　　　　　　　　　　】

二軸マッピング

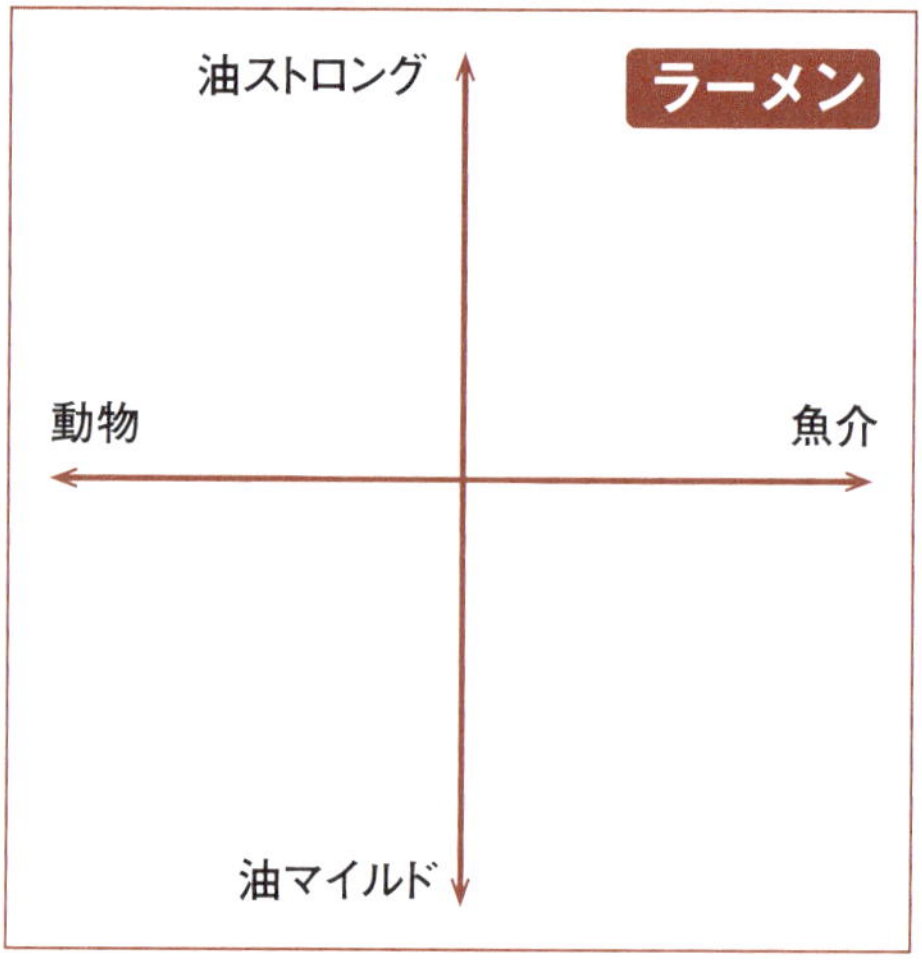

ニュータイプ・フレーバーホイール

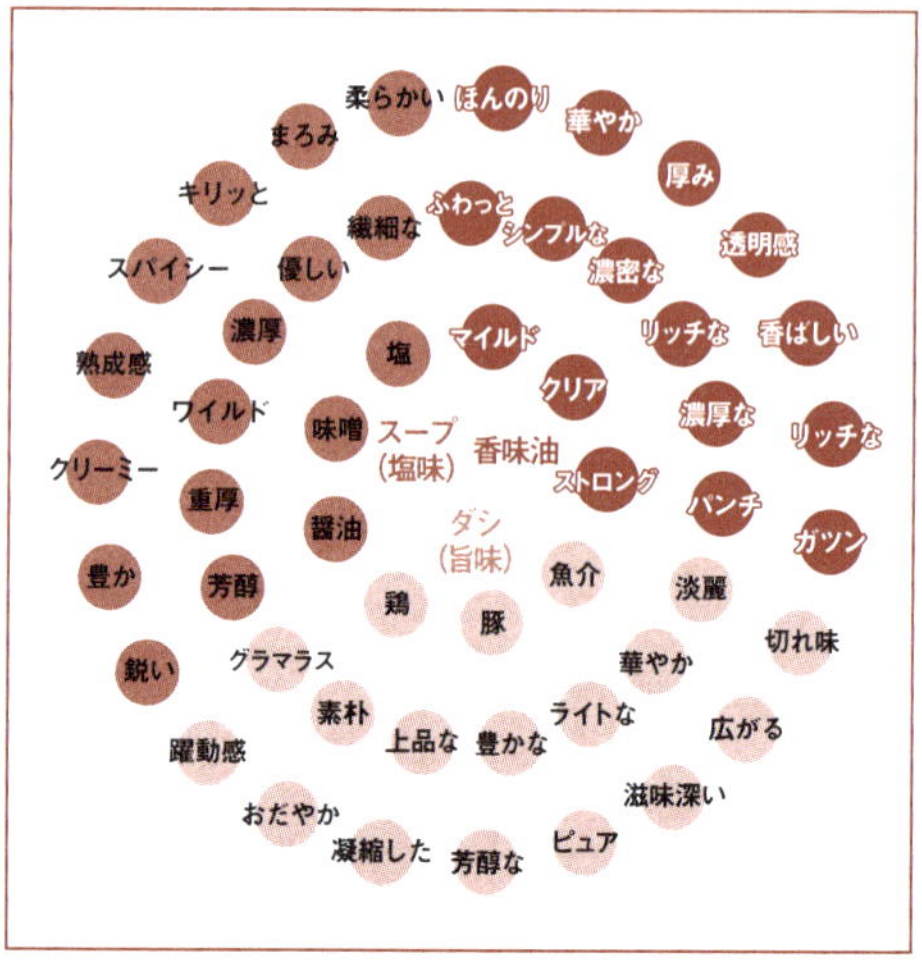

パレット：感じた味から連想する言葉を記入

スケッチブック：時間の経過にともなう味の変化、舌のどこでどんな味を感じたかを記入

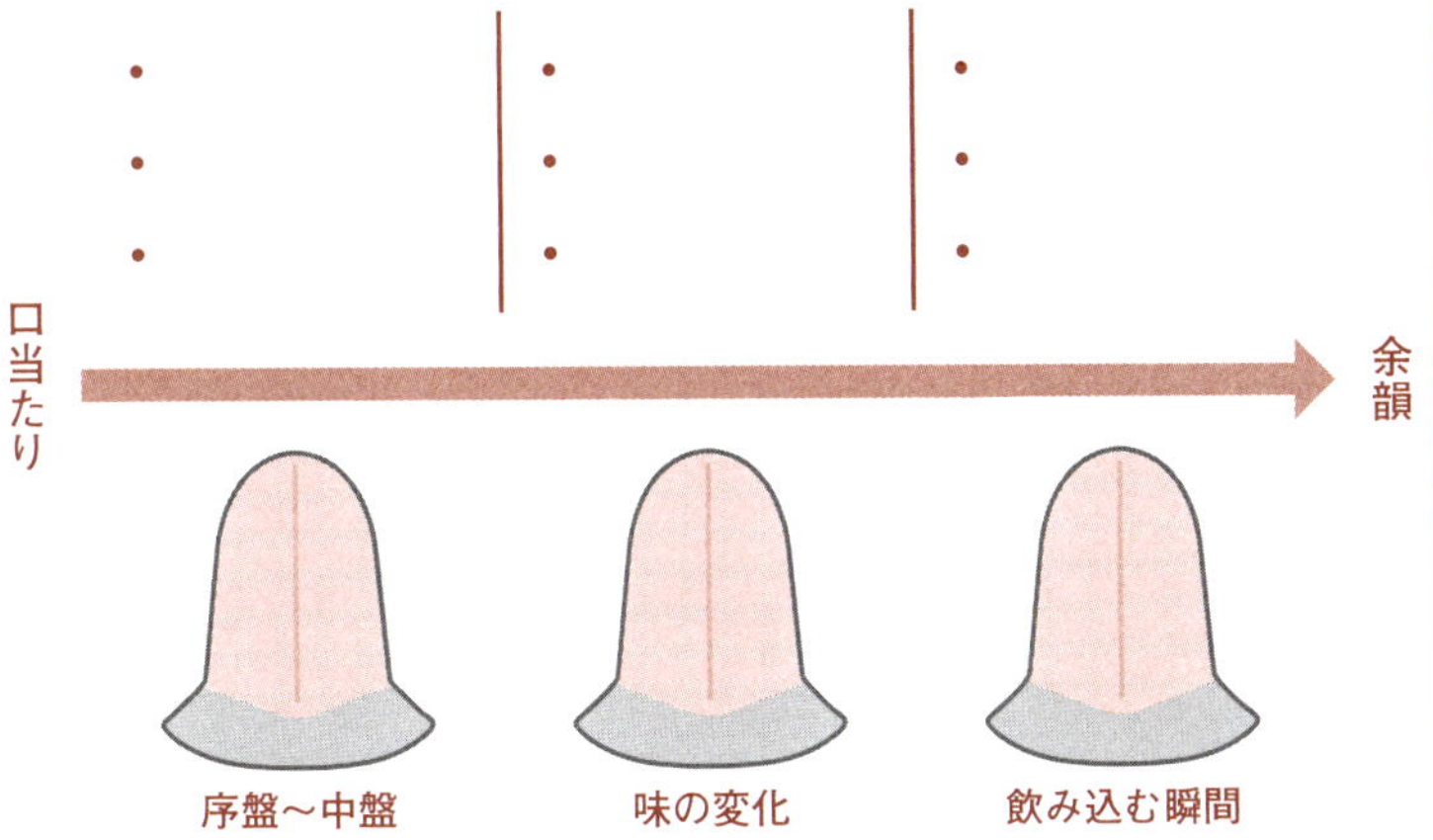

自由記述欄

●記入日：　　　年　　月　　日　●場所（店名）：

●価格：　　　　　●その他の情報（生産地など）：

ニュータイプ・
テイスティングノート

編

銘柄・メニュー名【　　　　　　　　　　　　　　　　　　　】

二軸マッピング

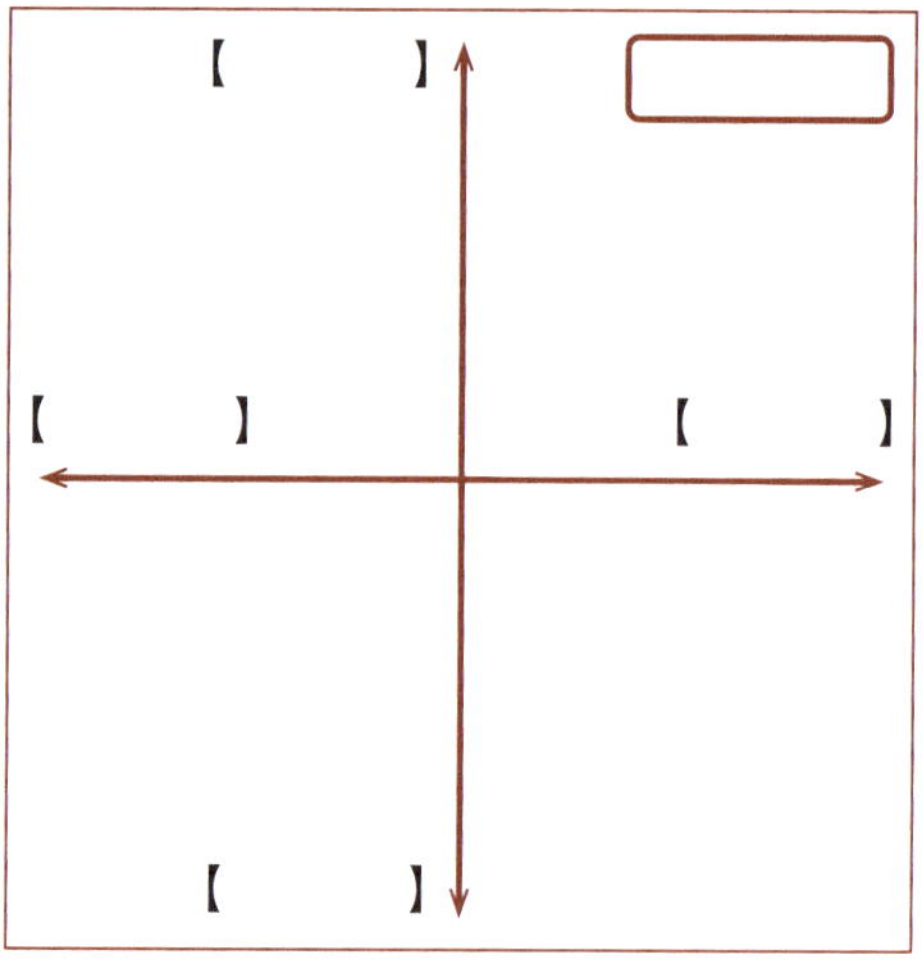

ニュータイプ・フレーバーホイール

パレット：感じた味から連想する言葉を記入

スケッチブック：時間の経過にともなう味の変化、舌のどこでどんな味を感じたかを記入

・

・

・

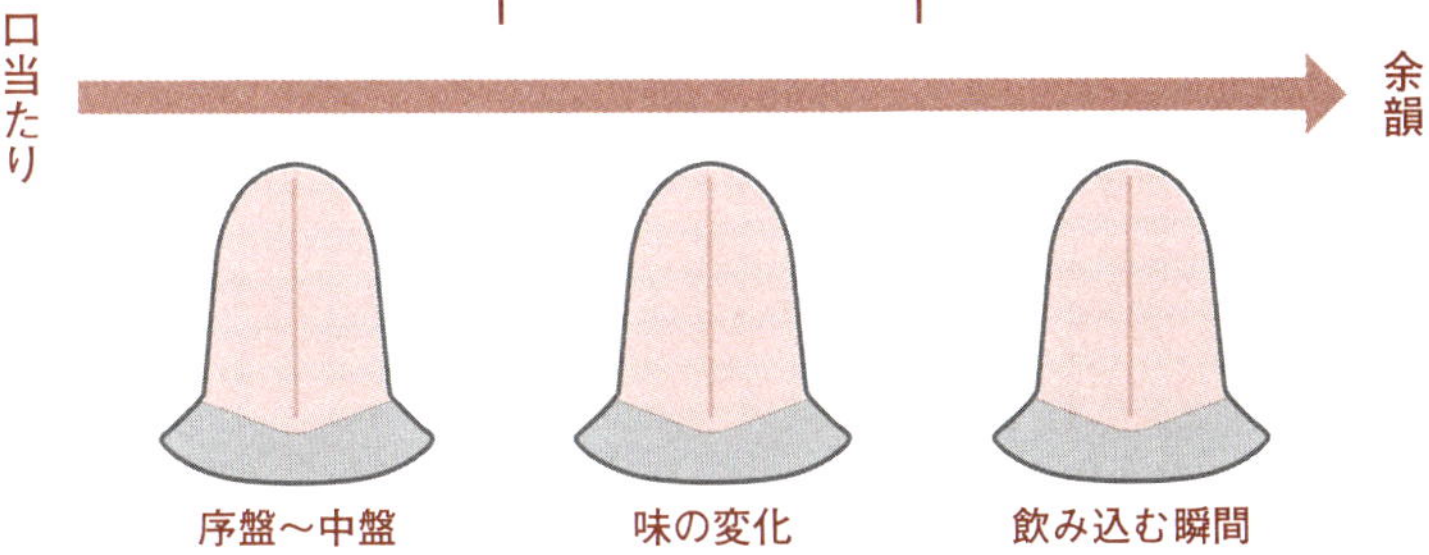

自由記述欄

●記入日：　　　年　　月　　日　　●場所（店名）：

●価格：　　　　　●その他の情報（生産地など）：

おわりに

本書では、「味（風味）のわかる大人」として「一流の味覚」を獲得するための方法論を紹介してきました。最後まで読み進めてくださった皆さんには、ここで取り上げたスキルアップ方略が単なるお手軽なハウツー集ではないこと、言語理論と実践的課題に裏付けられた、確かなストラテジーであることがおわかりいただけたと思います。

また、本文中では、「味わいとはなにか」「我々は何を感じ取らなければならないのか」を繰り返し論じました。そして、味わいを精緻に感じ取る一流の舌を身につけるためには、「味わいの言語化」がもっとも重要なスキルであることを示しました。

味わいを言語化するという目的に集中したことで、皆さんにも味の表現方法、味覚の鍛え方をご理解いただけたと信じています。

一流の味覚の持ち主になるために必要な特殊能力、それは、味の「記憶力」「比較力」「分析力」と、それらを可能にする「言語化力」です。

あなたにはいま、これらのすべての力が備わっています。

そう、周りから見れば、あなたは〝特殊能力〟の持ち主です。これからはその特殊能力を使って、「味」をもっと楽しんでください。

たとえば「このチャーハンは酸味が足りないから、梅干しを足してみるか」というように、日常生活の中で自分の好みの味を引き寄せてもよいですし、気の合う仲間と日本酒を飲みながら「舌の両サイドの酸味を意識してみて」と助言し、相手が感じる味そのものを操ってもよいでしょう。意識の持ち方ひとつで、感じる味さえ自由自在。

このような〝味の操作〟は、一流の味覚の持ち主にのみ許された特権です。

本書を読み終えたいま、あなたにとっては、毎回の食事、一杯ごとのお酒がスキルアップの道場です。テイスティングノートを片手に、「味の言語化」の終わりなき航海に漕ぎ出しましょう。味の世界は広大なので、時には新しい味に出会い、戸惑うことがあるかもしれません。しかし、未知の味こそが、あなたの味覚をグレードアップさせるチャンスでもあります。新たな味、自分が表現できない味に出会ったときは、しっかりとその味に向き合ってください。

本書の執筆にあたっては、多くの方にご助言をいただきました。とりわけ、日本酒に関しては「東一」を醸す五町田酒造株式会社の瀬頭一平様、コーヒーについては「リベルタコーヒー」の元梅洋和様、チョコレートについては「CACAPON」の國本伸夫様に貴重なアドバイスをいただきました。この場を借りてお礼申し上げます。

本書を完読したあなたはきっと、一流の味覚を手にし、豊かな人生を引き寄せられます。行きつけのお店の人と、まわりの友人と、味わいについて深く語り合う。そんな夢のような時間を、心から応援しています。

福島宙輝

本書で紹介した研究

【形容詞表現についてオランダの研究】
Croijmans, I., & Majid, A(2016) Not all flavor expertise is equal: The language of wine and coffee experts. PloS one, 11(6), e0155845
【ソニッククリスプの研究】
Spence, C.(2017) Gastrophysics: The New Science of Eating. Penguin UK.
【味蕾の構造など】
Kandel, E. R., Schwartz, J. H., Siegelbaum, S. A., M.Jessell, T., & Hudspeth, A. J.／金澤一郎、宮下保司 監修／『カンデル神経科学』／メディカルサイエンスインターナショナル(2014)

(クラシック)フレーバーホイールについて

Lee, K.-Y. M., Paterson, A., Piggott, J. R., & Richardson, G. D.(2001)／Origins of Flavour in Whiskies and a Revised Flavour Wheel: a Review. Journal of the Institute of Brewing, 107(5), 287-313.
Noble, A. C., Arnold, R. A., Buechsenstein, J., Leach, E. J., Schmidt, J. O., & Stern, P. M.(1987)／Modification of a Standardized System of Wine Aroma Terminology. American Journal of Enology and Viticulture, 38(2), 143-146.
Ramsey, D／『CHOCOLATE：チョコレートの歴史、カカオ豆の種類、味わい方とそのレシピ』(夏目大、湊麻里、渡邊真里、鍋倉僚介&西川知佐 訳)／東京書籍(2017)
The Coffee Taster.s Flavor Wheel.(2016)／Specialty Coffee Association.
ビール酒造組合国際技術委員会(分析委員会)(編)／『BCOJ官能評価法』／日本醸造協会(2002)
宇都宮仁(2012)／「フレーバーホイール」『化学と生物』／50(12),897-903.

ワインについて

亜樹直&オキモトシュウ／『神の雫(8)』／講談社(2006)
佐藤陽一／『家飲み&外飲みがもっと楽しくなるワインの話』／ナツメ社(2013)
佐藤陽一／『ソムリエ直伝 チャートで選べる 家飲みワインガイドブック』／NHK出版(2014)

佐藤陽一／『ワインテイスティング』／アム・プロモーション（2017）
谷宣英／『ワインテイスティングバイブル』／ナツメ社（2014）
若生ゆき絵／『ワインの基礎知識―知りたいことが初歩から学べるハンドブック』／新星出版社（2011）

コーヒーについて

Moldvaer, A／（丸山健太郎 監修）／『COFFEE BOOK：コーヒーの基礎知識・バリスタテクニック・100のレシピ』／誠文堂新光社（2015）

チョコレートについて

中山弘典&木村万紀子／『科学でわかるお菓子の「なぜ？」―基本の生地と材料のQ&A231』／柴田書店（2009）

スパイスカレーについて

香取薫／『家庭で作れる南インドのカレーとスパイス料理』／河出書房新社（2015）
柴田書店（編）／『カレーのすべて―プロの味、プロのテクニック』／柴田書店（2007）
柴田書店（編）／『カレー全書―より広くより深く―』／柴田書店（2016a）
柴田書店（編）／『ラーメン技術教本―人気店に学ぶ、スープ、自家製麺、トッピング―』／柴田書店（2016b）
ナイル善己／『南インド料理とミールス』／柴田書店（2017）
水野仁輔／『スパイスマジックでつくる カレーの法則』／NHK出版（2006）

ラーメンについて

旭屋出版書籍編集部（編）／『ラーメン・つけめん タレの技術教本―人気ラーメン店の「タレ」の配合、材料、味づくりの考え方 保存版』／旭屋出版（2011）
旭屋出版書籍編集部（編）／『プロに学ぶ新カレー教本～人気21店の作り方・考え方』／旭屋出版（2015）
川口友万／『ラーメンを科学する－おいしい「麺」「だし」「うまみ」の正体』／カンゼン（2017）

本書で使用した味覚表現データベース

福島宙輝（2018）／「味覚・嗅覚表現データベース1.0」『九州女子大学学術情報センター研究紀要』／1, 175-187

福島宙輝（ふくしま・ひろき）

1990年、高知県生まれ。九州女子大学講師。学術博士。慶應義塾大学SFC研究所上席所員。慶應義塾大学卒業、慶應義塾大学大学院政策・メディア研究科博士課程修了（Ph.D.）。慶應義塾大学大学院助教（研究奨励）を経て現職。専門は記号論、味覚表象構成論。日本酒を中心に、味わいの言語化手法を研究する。2013年人工知能学会研究会優秀賞。2014年『日本酒味わい事典』でグッドデザイン賞。著書に『ふわとろ SIZZLE WORD「おいしい」言葉の使い方』（共著／B・M・FT出版部）。

豊かな人生を引き寄せる「あ、これ美味しい！」の言い換え力

2018年9月1日　第1刷発行

著者	福島宙輝
発行人	塩見正孝
発行所	株式会社三才ブックス 〒101-0041　東京都千代田区神田須田町2-6-5 OS'85ビル TEL：03-3255-7995（代表） FAX：03-5298-3520
印刷・製本	図書印刷株式会社
デザイン	鈴木 徹（THROB）

ISBN 978-4-86673-069-1　C0030